배고파도 참게 하는
감정 다이어트

배고파도 참게 하는
감정
다이어트

서강익 지음

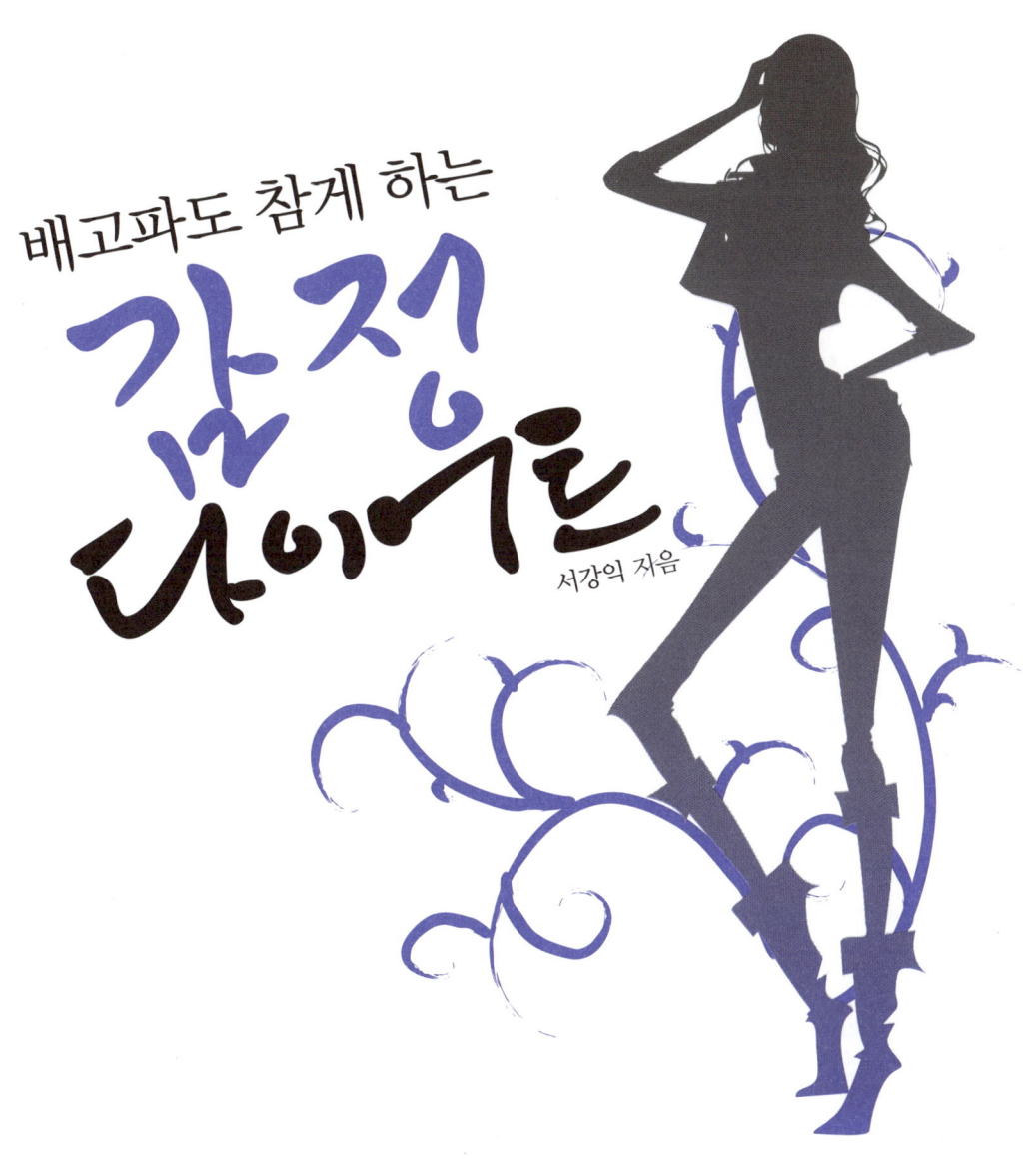

중앙생활사

| 머리말 |

경락 두드려 감정을 풀어주면 쉽게 살이 빠진다

건강을 위해서든, 날씬한 몸매를 만들기 위해서든 살을 빼고자 노력하는 사람들이 많이 있다. 원하는 체중으로 감량하기 위하여 아마도 기존에 나와 있는 식이요법, 운동요법 같은 방법을 다 해보았을 것이다. 그러나 이러한 방법들로 살빼기에 성공한 사람들은 그리 많지 않다. 대개는 힘들어서 중간에 포기하거나 '좀더 쉽고 간단하게 살을 빼는 방법이 없을까' 하며 또 다른 방법을 찾게 된다.

감정풀이요법(EFT : Emotional Freedom Techniques)은 살을 빼고자 하나 번번이 실패하는 사람들을 위해 근본적인 문제를 찾아 해결하도록 도와주어 성공적으로 체중을 감량하고 그 체중을 계속 유지할 수 있게 해준다. 이 책을 통해 감정풀이요법을 배울 수 있으며, 그 방법이 간단하여 누구나 쉽게 배울 수 있고 시작부터가 자연스럽다.

감정풀이요법은 우리가 가지고 있는 어떠한 문제, 즉 육체적 질환, 감정적 문제, 정신적 문제 어디에도 적용이 가능하다. 몸의 경혈을 자극하는 방법이지만 동양의학의 침술처럼 침을 사용하는 것이 아니라 경혈을 손으로 가볍게 두드리면서 말을 하면 되는 매우 단순한 구조를 가지고 있다.

삶의 모든 문제를 해결하는 데 도움을 주는 감정풀이요법을 내가 알게 된 것은 그리 오래되지 않았다. 여러 해 동안 에너지 차원의 기법들을 사용하고 경험해 봤지만 이 요법처럼 간단하면서 강력한 효과를 가진 것을 경험하게 되리라 예상하지 못했다. 기존의 에너지요법으로 하면 많은 시간이 걸리는 문제가 단지 몇 번만에 사라지는 것을 보았다.

　처음 감정풀이요법을 접했을 때는 단지 몇 개의 경혈을 두드리면서 자신에게 선언하는 말을 하여 육체적, 감정적, 정신적 문제를 해결한다는 것에 매우 회의적이었다. 적어도 내가 배운 바로는 경락, 경혈을 다루기 위해서는 침, 뜸, 마사지 같은 방법을 사용해야 한다는 생각을 가지고 있었다.

　감정풀이요법의 창시자인 게리 크레이그(Gary Craig) 선생이 비디오 영상으로 보여주는 기적 같은 일을 많이 보았지만 내가 직접 체험해 봐야 믿을 수 있을 것 같았다. 그래서 내 자신에게 이 요법을 적용해 보았는데 처음에는 그다지 두드러진 효과를 보지 못했다. 그러다가 하면 할수록 믿기 어려운 효과를 보게 되었다.

　놀랍게도 그렇게 아프던 허리가 단지 몇 개의 혈자리를 두드리는 것만으로 거짓말처럼 사라졌고, 오토바이 사고로 인한 통증도 사라졌다. 또한 단것을 먹는 것을 매우 좋아했는데 설탕 같이 단 음식에 대한 욕구가 사라지는 경험을 하였다.

　특히 이 요법에서 강조하고 있는 분노, 걱정, 두려움 같은 감정이 생길 때마다 효과를 보았다. 상대방과 다툼이 있으면 부정적인 감정이 며칠 내지는 일주일 이상은 지속됐는데 이 요법을 사용한 후부터는 1시간 정도면 다 해소가 되었다. 사람들 앞에 서는 것을 매우 걱정하고 두려워하였는데 이것 역시 완전히 사라지게 되었다.

　그뿐만 아니라 감정풀이요법은 스트레스를 관리하는 데 탁월한 도구로, 어떤 문제를 가지고 있어도 도움을 줄 수 있다는 것을 알게 되었다. 이렇게 여러 가지 경험을 직접 해보고 나서 이 요법으로 음식에 대한 갈망, 담배에 대한 욕구, 알코올 중독, 공포증, 두려움 등을 가지고 있는 여러 사람들에게 도움을 주었다.

감정풀이요법을 사용하여 많은 효과들을 체험하면서 이 간단하면서도 강력한 기법을 여러 사람들과 나누면 좋겠다는 생각이 들어 이 책을 쓰게 되었다. 특별한 교육을 받거나 특별한 능력이 있는 사람이 아니라 일반인 누구라도 배우고자 한다면 이 책을 통해 감정풀이요법을 쉽게 습득하여 활용할 수 있게 될 것이다.

이 책은 감정풀이요법의 원리와 사용하는 방법을 그림과 함께 설명하여 이해를 돕고, 다음과 같이 살을 찌게 하거나 살을 빼는 것을 방해하는 주요 문제를 해결하도록 안내한다.

- 과식을 부르는 부정적인 감정 제거하기
- 음식에 대한 욕구 조절하기
- 특정 음식에 대한 갈망 없애기
- 살빼기를 방해하는 잘못된 믿음 없애기
- 자기 스스로를 파괴하는 행위 멈추게 하기
- 어떤 상황에서도 자신을 차분하고 평온하게 만들어 음식에 대한 유혹을 뿌리칠 수 있게 만들기
- 자신의 몸에 대한 이미지를 향상시켜 자신을 더 긍정적으로 생각하게 만들기

- 운동에 대한 저항감을 극복하게 하여 운동을 하도록 동기부여하기
- 살이 빨리 빠지지 않는 것에 대한 좌절감과 조급함 극복하기

또한 이 책은 감정풀이요법을 살빼기에 적용하여 성공한 다양한 사례와 감정풀이요법에 대한 과학적 연구 사례를 소개하여 실제적인 놀라운 효과를 보여준다.

이제 이 책을 읽고 간단하면서도 누구나 쉽게 따라 할 수 있는 감정풀이요법을 자신의 살빼기에 적용해 보자. 이 책에서는 살을 빼는 데에 중점을 두고 있지만 감정풀이요법은 응용하기에 따라 다른 여러 가지 문제 해결에도 적용할 수 있다. 감정풀이요법이라는 탁월한 기법을 활용하여 멋진 체험을 해보기 바란다.

마지막으로 감정풀이요법을 개발하고 발전시켜 수많은 사람들이 쉽게 배울 수 있게 한 게리 크레이그 선생의 헌신에 깊은 감사를 드린다.

호운(晧暈) 서강익

| 차 례 |

머리말 | 경락 두드려 감정을 풀어주면 쉽게 살이 빠진다 • 04

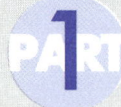 **살빼기와 감정**

chapter 01　다이어트만으로 살빼기가 가능할까 • 12
chapter 02　감정풀이요법이 왜 효과가 있는가 • 23
chapter 03　감정풀이요법 사용하기 • 35
chapter 04　감정풀이요법 살빼기에 적용하기 • 54

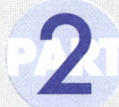 **감정 풀어주기**

chapter 05　화 가라앉히기 • 66
chapter 06　걱정에서 벗어나기 • 69
chapter 07　실망감에서 벗어나기 • 72
chapter 08　박탈감에서 벗어나기 • 74
chapter 09　좌절감에서 벗어나기 • 76
chapter 10　죄의식에서 벗어나기 • 78
chapter 11　수치심 떨쳐버리기 • 81
chapter 12　외로움 떨쳐버리기 • 84
chapter 13　슬픔 떨쳐버리기 • 87
chapter 14　지루함에서 벗어나기 • 90
chapter 15　반발심 떨쳐버리기 • 93
chapter 16　보상받고자 하는 마음 다루기 • 96

PART 3 살빼기를 방해하는 요인 없애기

- chapter 17 음식에 대한 욕구 조절하기 • 100
- chapter 18 자신의 몸에 대한 부정적인 이미지 극복하기 • 104
- chapter 19 다른 사람과 함께 있을 때 문제 해결하기 • 107
- chapter 20 과식을 일으키는 상황 다스리기 • 110
- chapter 21 자기 스스로를 방해하는 부정적 태도에서 벗어나기 • 113
- chapter 22 가족의 식사방식으로부터 자유로워지기 • 115
- chapter 23 살이 빠졌을 때 생기는 문제 해결하기 • 119

PART 4 감정풀이요법 활용하기

- chapter 24 Q&A로 알아보는 감정풀이요법의 활용 • 126
- chapter 25 자신만의 감정풀이요법 만들기 • 137
- chapter 26 감정풀이요법의 살빼기 성공사례 • 147

부록 | 감정풀이요법의 다양한 상급기법 • 198
　　　　감정풀이요법에 대한 과학적 연구 • 208

P·A·R·T 1

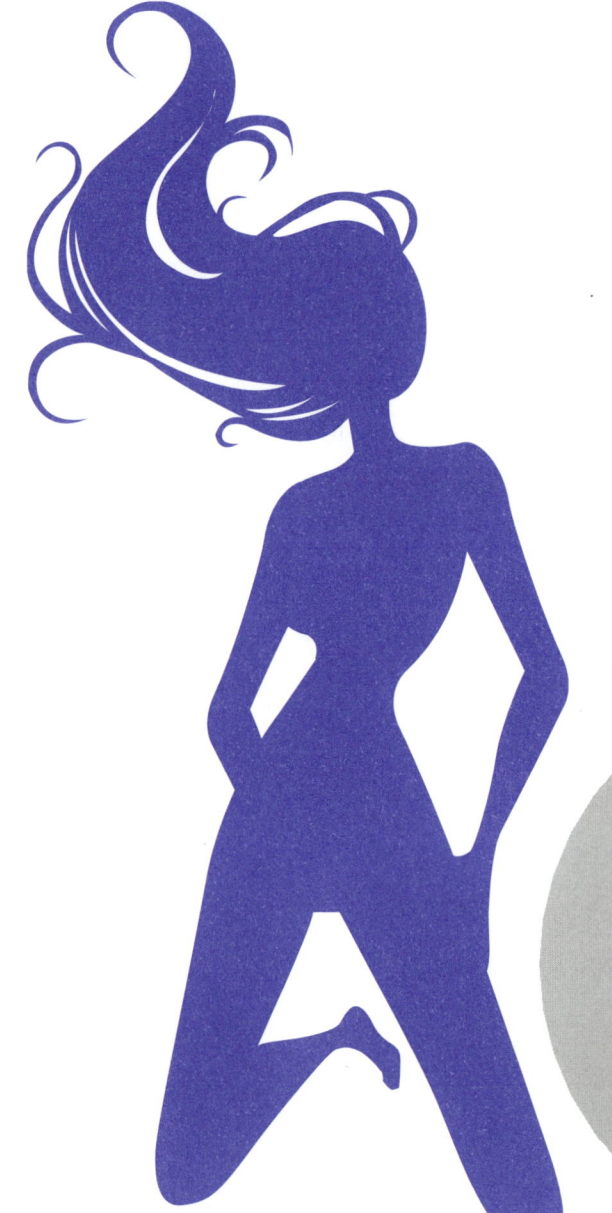

chapter 01
다이어트만으로 살빼기가 가능할까

chapter 02
감정풀이요법이 왜 효과가 있는가

chapter 03
감정풀이요법 사용하기

chapter 04
감정풀이요법 살빼기에 적용하기

살빼기와 감정

P·A·R·T 1

c·h·a·p·t·e·r·01
다이어트만으로 살빼기가 가능할까

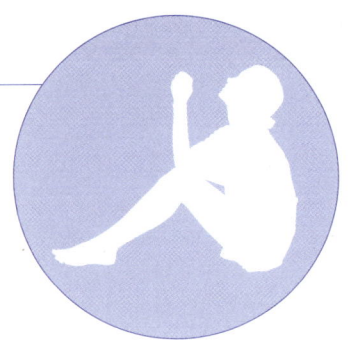

살을 빼는 방법은 간단하다. 배고플 때 먹고 배부를 때 그만 먹으면 살을 뺄 수 있다. 그러나 대부분의 사람들에게 이것은 간단한 것이 아니다. 스트레스, 부정적인 감정, 자기 자신을 제한하는 믿음이 이것을 방해한다.

그렇기 때문에 사람들은 도움을 받아 살을 빼기 위해 다이어트 프로그램을 따라 하고 약을 먹고 심지어 수술까지 받는다. 그러나 이러한 것은 과식하게 만드는 진짜 요인들을 해결하지는 못한다.

"살을 빼기 위해서는 의지력으로 올바른 다이어트와 적당한 운동을 하기만 하면 된다."

이 말이 맞을까? 그렇지 않다. 사람들은 자신을 압도하는 어떤 강한 충동에 휩싸여 휘둘리곤 한다. 과연 그것이 무엇일까?

대다수의 사람들처럼 당신은 이상적인 몸무게에 다다르기 위해 끊임없이 노력하고, 거기에 다다르면 그것을 지키기 위해 노력한다. 그러나 문제는 대부분의 다이어트나 살빼기 프로그램은 무엇을 먹을지, 언제 먹어야 하는지, 어떻게 먹어야 하는지만 가르치고 있다는 데 있다.

그렇게 하는 것은 발에 못이 박혀있는데 못은 제거하지 않고 반창고를 붙이는 격이 된다. 과식을 통제하기 위해서는 문제의 뿌리를 다루어야 한다. 그리고 그 문제의 뿌리는 '왜 과식을 하느냐' 이다.

어떤 음식을 먹을 것인가도 중요하고 운동을 하는 것도 중요하지만, 과식을 하게 만드는 충동이 멈추지 않으면 어떤 것도 소용이 없다. 다이어트의 초점이 음식에 있는 한 반드시 실패하게 된다. 한 연구 보고서에 의하면 다이어트한 사람의 95%가 음식을 잘못 먹음으로 인해 실패한다고 한다.

대부분의 다이어트는 다음과 같은 요소를 지니고 있다.
· 음식 섭취를 줄인다. 거의 먹지 않고 굶는 경우도 있다.
· 섭취하는 음식을 제한한다. 이런 경우 더욱 음식을 갈망하게 된다.

그런데 대부분 다이어트에 다음과 같은 요소들은 빠져 있다.
· 살빼기가 오래 지속적으로 성공하도록 생활습관의 변화 지도
· 체중 문제와 관련된 감정 및 마음의 문제 다루기

● 왜 과식을 하게 될까 ●

감정과 통제할 수 없는 음식을 먹고자 하는 충동과는 직접적인 관계를 가지고 있다. 예를 들어 외롭다든지, 두렵다든지, 화가 나든지 하면 과식을 하여 이 불유쾌한

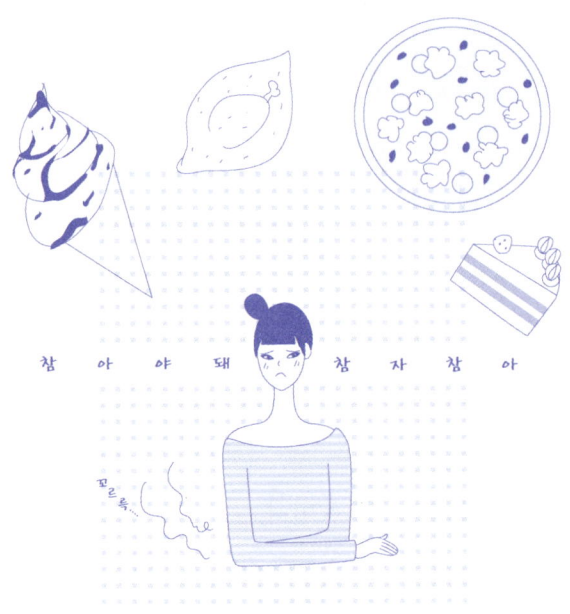

감정을 마비시킨다. 과식은 주의를 딴 데로 돌리게 하여 유쾌하지 못한 감정이 사라진 것처럼 보이게 한다.

  이들 감정이 떠오를 때 음식을 찾는 것이 습관이 되어 어떤 부정적인 감정이 자기 안에 있는지 인식하지 못하는 경우가 많다. 현재까지 살빼기 이론에서 가장 무시되어 온 연구분야가 사람은 고통스러운 감정을 피하기 위해 먹는다는 사실이다.

  과학자들은 너무 많이 먹고자 하는 충동을 살이 찌게 하는 가장 중요한 요인으로 보고 있으며 이것을 '감정적 과식'이라 부르고 있다. 감정적 과식은 원치 않는 감정과 스트레스를 억제한다.

  과식은 차에 기름을 가득 채운 뒤에도 계속하여 차의 앞뒤 좌석 모두를 기름으로 가득 채우는 것과 같다. 자동차는 그렇게 많은 기름을 필요로 하지 않는다. 당신도 마찬가지다!

● 다이어트가 실패할 수밖에 없는 이유 ●

　대체로 다이어트는 그 시작서부터 실패하게끔 되어있다. 우리 몸은 자신이 굶고 있다고 믿게 되면 굶주림을 막기 위해 할 수 있는 일은 무엇이든지 하게 된다. 몸은 음식이 필요한데 그것을 제한하게 되면 우리의 반응은 음식을 더 원하게 된다.
　일반적으로 다이어트는 의지력에 의존하며 의식에 명령을 하여 무의식으로부터 오는 충동을 통제하도록 한다. 그러나 의식이 변화하기로 결정했다고 하여 무의식으로부터 오는 강력한 충동인 과식은 멈추어지지 않는다. 과식을 하게 되는 근본적인 이유를 밝혀 해소시키기 전까지는 체중을 줄이려는 어떠한 시도도 실패하게 된다.
　다이어트의 95%가 실패한다는 연구결과가 말해주듯, 체중을 줄이는 데 실패하는 이유는 다이어트와 운동 프로그램이 증상만 다룰 뿐 근본원인이 되는 과식 문제를 다루지 않기 때문이다.
　살을 빼려면 무엇보다도 가장 중요한 요소인 '감정적 과식'을 다스려야 한다. 우리는 자신도 모르게 걱정, 두려움, 외로움, 슬픔 등 불유쾌한 감정을 억누르고 스트레스를 줄이고 기분을 바꾸기 위해 과식을 하는 것이다.

● 과식을 부르는 감정들 ●

　감정적 과식을 초래하는 구체적인 예를 들어 보겠다.
　첫째, '걱정'이다.

시험, 취업 인터뷰, 수술 같은 앞으로 있을 미래의 어떤 일을 걱정할 때 걱정을 피하기 위해 음식에 자동적으로 손이 가는 자신을 발견할 때가 있을 것이다.

과거에 좋아하는 음식이나 살이 찌는 음식이 당신을 편안하게 만들거나, 마음을 딴 데로 돌리게 하는 것을 경험해 보았을 것이다. 선택한 음식을 마음껏 먹으면 걱정을 잠시 잊어버리게 된다. 그러나 먹기를 멈추면 걱정은 다시 돌아오게 된다.

많은 사람들에게 있어 음식은 주요한 정신안정제 역할을 한다. 이 때문에 많은 사람들이 좋아하는 음식에 중독되는 것이다. 음식은 약과 같은 작용을 한다. 그런데 이 약의 문제는 부작용을 초래할 수 있다는 것이다.

둘째, '노여움'도 중독적으로 먹게 하는 감정이다.

상사, 자기 자신, 가족, 현재의 상황 같은 것에 대한 노여움을 감추기 위해 그리고 그 노여움 때문에 초래되는 행위를 피하기 위해 과식을 하게 되는 것이다.

캔디, 도넛과 같은 살을 찌게 하는 음식은 노여움을 약하게 만듦으로써 당신이 노여워하고 있다는 것을 깨닫지 못하게 한다. 노여움을 느끼기보다는 빵이나 감자칩을 계속해서 씹어 먹게 된다. 이것은 노여움을 매우 효과적으로 억눌러 음식이 입에 가득 채워져 있는 것도 깨닫지 못하게 만든다. 이렇게 되면 과식은 매우 자연스러운 것으로 보여진다. 왜냐하면 음식에 집중하고 그 음식이 자신을 평온하게 만드는 것을 느끼면 노여움과 그것을 다루기 힘들다는 것이 순간적으로 잊혀지기 때문이다.

셋째, '슬픔' 역시 과식을 부르는 감정이다.

초콜릿이나 캔디 같은 단 음식과 빵, 감자튀김 같은 음식은 우울할 때 사람을 편안하게 만든다. 음식이 사람을 달래주므로 슬픔에 빠져 있다는 사실을 인식하지 못하게 만들 수 있다. 그리고 슬픔이 돌아왔을 때는 감정을 무마시키기 위해 더 많이 먹게 된다.

이처럼 우리는 감정을 즉 두려움, 걱정, 노여움, 자기 비난과 같은 유쾌하지 않은 감정을 느끼지 않기 위해서 음식이 더 필요치 않은데도 계속 먹는 것이다.

그밖에도 과식을 하여 피하고자 하는 감정들은 다음과 같다.

- 버림받음
- 지루함
- 상실감
- 외로움
- 실망감
- 좌절감
- 자기 부정
- 죄책감
- 수치심
- 반발심
- 기타 다른 부정적인 감정들

● 배고프지 않아도 먹는 이유 알아보기 ●

식사를 마친 뒤 아무 생각 없이 냉장고 문을 열고 있는 자신을 발견한 적이 몇 번이나 되는가? 당신은 뭔가가 문을 열게 했다는 것을 느낄 것이다. 그럴 경우 감정이 당신을 통제하고 있는 것이다. 감정이 원인인 것이다.

다이어트는 부작용을 초래하는 경우가 많다. 왜냐하면 칼로리를 제한하면 몸에 지방을 저장하고 신진대사를 늦추라고 신호를 보내게 되기 때문이다. 몸은 다이어트를 하는 사람이 굶주림에 직면했다고 생각하여 저장된 지방을 쉽게 내보내지 않게 된다. 이것은 다이어트의 중요한 실패요인이 되기도 한다.

우리가 체중 문제를 해결하기 위해서는 왜 먹는지를 아는 것이 중요하다. 먼저 배고프지 않은데 먹게 되는 이유를 적어본다. 목록을 작성한 다음 각 항목을 살펴보고 음식을 탐하게 되었을 때 경험한 감정을 적어본다.

사람들이 배고프지 않은데 자꾸만 먹는 이유를 보면 대체로 다음과 같다.
- 스트레스를 해소하기 위해서
- 외로움을 달래기 위해서
- 무료함을 없애기 위해서
- 통증을 잊기 위해서
- 특정한 음식에 대한 욕구가 있어서

먹는 이유를 이해하는 것은 자신의 삶을 조절하고자 하는 첫걸음이 된다.

• 자신이 감정적인 이유로 음식을 섭취하는지 체크하기 •

자신이 감정적인 이유 때문에 음식을 먹는 것이지, 아닌지를 알기 위해서 다음의 질문들에 답해보기 바란다.

1. 배고픔이 점차적으로 오는가, 아니면 갑작스럽게 오는가?
2. 배가 고파졌을 때 그 즉시 먹을 필요가 있다고 느끼는가?
3. 먹을 때 입 속에 있는 것에 주의를 기울이는가, 아니면 단지 입에 집어넣기만 하는가?
4. 배가 고플 때 영양가 있는 음식이면 충분한가, 아니면 어떤 형태의 음식이 필요한가?
5. 음식을 먹은 다음에 죄의식을 느끼는가?
6. 감정적으로 혼란스러울 때나 공허감을 느낄 때 먹는가?
7. 음식을 매우 빨리 채워 넣는가?

위의 질문들에 대한 답을 하였으면 자신의 행동을 다음과 같이 분석할 수 있다.

1. 감정적 배고픔은 갑자기 오는 반면에 진짜 배고픔은 천천히 오게 된다. 진짜 배고픔은 배에서 시작되고 천천히 배고파진다. 그러나 감정적 배고픔은 갑작스럽고 극적으로 시작된다.
2. 감정적 배고픔은 음식을 즉각적으로 요구하며 즉각적인 만족을 요구한다. 반면에 진짜 배고픔은 음식을 기다릴 수 있다.
3. 진짜 배고픔은 먹는 것을 의식하여 무엇을 먹는지를 알고 배가 부르면 멈출 수 있다. 그러나 감정적 배고픔은 먹고 있는 것을 주시하지 않으며, 가득 채운 뒤에도 더 음식을 먹고자 한다.
4. 감정적 배고픔은 어떤 특정한 음식을 필요로 하는 경우가 있으나, 진짜 배고픔은 당근이라도 맛있게 보인다. 감정적 배고픔인 경우 아이스크림과 같은 특정한 음식만 먹고 싶어진다.
5. 감정적 배고픔은 죄의식으로 연결되는 경우가 있다. 그러나 진짜 배고픔은 건강과 에너지를 유지하기 위한 목적이라는 것을 알기 때문에 죄의식이 없다.
6. 감정적 배고픔은 감정의 유발에 의해 생기지만, 진짜 배고픔은 생리적 필요 때문에 생긴다.
7. 진짜 배고파 먹는 경우에는 음식을 먹으면서 맛을 음미하지만, 감정을 채우기 위해서 먹는 경우라면 음식을 그냥 채워 넣는다. 먹다가 갑자기 밑을 바라보면 아이스크림이 통째로 사라진 것을 보게 된다.

● 감정적 과식은 어떻게 해결해야 할까 ●

그러면 배고프지도 않은데 감정 때문에 음식을 먹게 되는 경우 그 감정을 어떻게 처리해야 하는가? 다행히도 감정풀이요법(EFT : Emotional Freedom Techniques)을 사용하여 감정과 마음을 관리할 수가 있다.

감정풀이요법은 감정상의 과식을 통제하는 데 놀랄 만큼 도움이 된다. 더구나 이 방법은 누구나 배우기 쉽고, 배우자마자 음식섭취 문제에 바로 적용할 수 있다.

실제로 감정풀이요법을 사용하여 중독적 과식 문제를 해결한 사람들이 상당히 많이 있다. 다른 요법들은 중독적 과식의 원인을 제거하지 못하지만 감정풀이요법은 그 원인을 말끔히 없애주므로 효과가 매우 좋다.

살빼기 목적으로 감정풀이요법을 사용하는 사람은 원하는 몸무게를 애써 노력하지 않고도 쉽게 성취하는 기쁨을 맛보게 될 것이다.

● 감정풀이요법으로 살빼기 효과를 본 사람들 ●

감정풀이요법이 살빼기에 효과적임을 증명하는 사례를 몇 가지 들어보겠다.

M양은 중독적 과식을 극복한 후에 "나는 지난날 느끼고 쉽지 않은 감정을 감추기 위해 음식을 먹었다"고 말하면서 자신을 중독적 과식자라고 묘사했다.

M양이 감자칩에 대한 극심한 욕구를 포기할 수 있었던 것은 감정풀이요법을 사용하고 나서부터이다. M양은 박탈감에 대한 두려움, 날씬해졌을 때 노출되어

보호받지 못하는 것에 대한 두려움, 비판적인 어머니를 결코 만족시켜 줄 수 없다는 두려움을 가지고 있었다.

M양이 감자칩에 대한 강한 욕구를 갖도록 한 것은 이러한 두려움이었다. M양은 감정풀이요법으로 자기 안의 두려움들을 제거한 뒤 비로소 살빼기가 가능했다. 감정풀이요법을 시작한 지 1년 뒤 M양은 체중이 15kg 정도 줄었는데, 그 해에 아버지가 돌아가시고 직장을 잃는 매우 어려운 해였었다.

P양은 자신이 감정풀이요법을 체험한 결과에 대해 다음과 같이 말했다.

"그동안 많은 다이어트를 해보았는데 감정풀이요법이 이렇게 효과가 있을 줄 꿈에도 생각하지 못했다. 감정풀이요법은 내 자신을 통제할 수 있도록 도왔다. 음식에 대한 욕구가 사라지고 다이어트를 할 때도 박탈감을 더 이상 느끼지 않는다."

감정풀이요법을 사용한 뒤 P양은 필요 없는 살이 빠졌다. 게다가 음식에 대한 이상 욕구가 더 이상 없고, 살이 빠진 지 1년이 훨씬 지났지만 이제 자신을 통제할 수 있고 별다른 노력 없이 음식을 가려먹을 수 있다.

R씨는 이혼을 한 뒤 버림받았다는 감정을 음식으로 해소하려다 보니 원치 않는 살이 찌게 되었다. R씨는 감정풀이요법을 사용하여 상실감과 이혼에 대한 노여움을 없앤 뒤 건강하게 먹는 습관으로 되돌아올 수 있었고 몸무게가 단시간에 정상이 되었다. R씨는 말하기를 "나는 감정풀이요법을 사용하기 전에는 설탕에 대해 내 자신을 전혀 통제할 수 없었다. 하지만 지금은 더 이상 설탕을 먹지 않으며 더 이상 어떤 음식에도 중독되어 있지 않다"라고 했다.

D여사의 남편은 시외로 이사한 후에 가정 경제에 보탬이 되기 위해 야간 일을 하게 되었다. D여사는 집에 혼자 있으면서 저녁에 자녀들이 잠들고 나서는 밀려오는 외로움, 걱정과 싸우며 자신이 감자칩에 의지한다는 것을 알게 되었다. 그러나 D여

사는 감정풀이요법으로 집에 혼자 있다는 걱정을 제거한 후부터 밤에 먹어야 된다는 생각이 더 이상 들지 않게 되었다. 그리고 나서 원하는 몸무게에 쉽게 도달하게 되었다.

대개의 경우 사람들은 단지 다이어트 하나만을 시도한다. 이제는 선택한 다이어트를 하면서 과식을 하게 만드는 근본적인 원인을 해결하는 강력한 방법인 감정풀이요법을 함께 사용하기를 권한다.

다음 장에서는 감정풀이요법의 다양한 효과와 더불어 왜 이 방법이 당신이 하고 있는 다이어트나 살빼기 프로그램에 도움이 되는지 좀더 자세하게 알게 될 것이다.

chapter·02
감정풀이요법이 왜 효과가 있는가

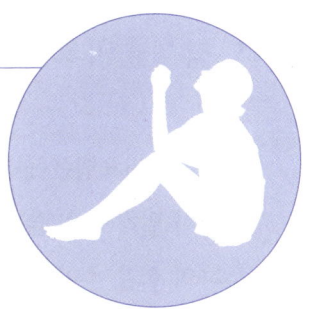

    감정풀이요법은 두려움과 중독증 같은 감정상의 문제들을 다루는 데 있어 매우 효과적인 방법이다.

    감정풀이요법은 어떤 말을 반복하여 말하면서 몇 개의 혈자리를 가볍게 두드리는 것으로, 매우 간단하면서도 몇 분 만에 효과를 볼 수 있을 뿐만 아니라 그 효과가 오래 지속된다. 세계 여러 곳에서 그 효과를 보았다는 연구보고가 있으며 수많은 사람들이 뛰어난 효과를 입증하고 있다.

    이 책에서는 특별히 감정풀이요법을 당신이 하고 있는 살빼기 프로그램을 향상시키는 데에 초점을 맞추고 있다. 감정풀이요법을 사용하면 살을 빼고자 하는 목표를 실현시킬 수 있고 음식을 현명하게 먹게 된다. 과거에 어떤 다이어트를 해도 실패를 한 사람도 살빼기에 성공할 수 있다.

    이러한 목적에 감정풀이요법은 매우 효과적이고 당신은 그 방법을 이 책을 통해 쉽게 배울 수 있다.

● 감정풀이요법의 원리 ●

감정풀이요법은 몸의 경락을 두드려 몸과 마음을 치유하는 에너지요법이다. 좀더 자세히 말하자면 감정풀이요법은 경락에 있는 여러 혈 가운데 그 경락을 대표하는 하나의 혈을 손가락 끝으로 두드리는 것이다. 이렇게 몸의 경락을 자극하여 불필요한 부정적인 감정, 육체의 통증, 불편, 잘못된 믿음 등 육체와 감정의 문제뿐만 아니라 정신 차원까지 조절하게 된다.

우선 원리를 살펴보자. 부정적인 감정이 있게 되면 경락의 기(氣) 흐름이 막히거나 혼란이 생기게 되는데 그러한 막힘을 일으키는 감정에는 두려움, 공포, 노여움, 슬픔, 걱정, 우울, 트라우마, 근심, 죄의식, 부끄러움 등이 있다.

이런 부정적 감정 때문에 기가 막히게 되면 기가 제대로 공급되지 않아 육체적 질환도 발생하게 된다. 감정풀이요법은 기의 막힘을 소통시킴으로써 부정적인 감정에서 자유로워지게 되고 그로 인해 육체적 질환에서도 벗어나게 되는 이치이다.

감정풀이요법에서는 신체 에너지 시스템의 혼란이 일어나는 과정을 다음의 도식과 같이 보고 있다.

　　　　　　　　　　유발　　　　　　　　　　　경험
부정적 생각 혹은 기억 ──〉 신체 에너지 시스템의 혼란 ──〉 육체적·감정적·심리적 고통

따라서 역으로 신체 에너지 시스템의 혼란 즉, 경락의 혼란을 바로잡으면 건강한 상태로 돌아가게 된다.

경락과 그 혈을 치료하는 침술과 감정풀이요법이 다른 점이 있다면 감정풀이요법은 침을 사용하지 않고 손가락 끝으로 혈을 두드리기만 하며, 여러 혈이 아니라 각

경락을 대표하는 혈 하나만 사용한다는 것이다.

또한 감정풀이요법은 단지 두드리기만 하는 것은 아니다. 의도를 가지고 소리 내어 말(확언)을 하면서 두드리는 것이다. 두드리면서 반복하여 말을 함으로써 원치 않는 감정을 제거하고 긍정적인 새로운 감정과 생각을 심는 데 도움이 된다.

이와 같이 감정풀이요법은 침을 놓는 혈자리를 침 대신에 손가락 끝을 사용하여 두드리면서 말을 하는 아주 간단한 구조를 가지고 있으므로 누구나 쉽게 배울 수 있다. 방법은 단순한데 효과가 뛰어난 것을 보고 감정풀이요법 이면에 어떠한 비밀이 있는지 물어보는 사람이 있다. 감정풀이 요법에는 감추어진 비밀이 없다. 단지 우리 자신이 가진 치유 능력을 사용하여 심오한 효과를 발휘하게 할 뿐이다.

감정풀이요법은 보통 에너지 심리학(Energy Psychology)의 한 종류로 보고 있으며 그냥 에너지 힐링(Energy Healing, 기 치료)의 한 종류라 보는 사람도 많이 있다.

● 감정풀이요법의 발전 과정 ●

감정풀이요법은 경락을 다루는 요법이라 동양에서 시작되었을 것이라고 생각하기 쉬운데 동양이 아닌 서양, 더 구체적으로는 미국의 로저 칼라한(Roger Callahan) 박사에 의해서 개발되고 발전되었다.

저명한 심리학자인 로저 칼라한 박사는 물 공포증이 있는 메리라는 여성 환자를 치료하고 있었는데 그녀는 물 공포증이 심해서 사진에 있는 물만 봐도 두려워했다. 심지어는 욕조에 있는 물뿐만 아니라 길가의 물웅덩이에 있는 물도 마주치기를 꺼

려했다. 18개월간 치료를 했으나 별 진전이 없었다.

그러던 어느 날 치료하는 도중 그녀가 물 공포증 외에 위장에 문제가 있다고 말했다. 칼라한 박사는 경락에 대해 알고 있었기에 위경이 눈 밑에서 시작한다는 것을 알았다. 칼라한 박사는 직감적으로 그녀 얼굴의 그 혈자리를 손가락 끝으로 가볍게 두드려 주면서 치료를 하였다. 그랬더니 놀랍게도 위장의 문제도 해결되고 그토록 두려워하던 물에 대한 공포도 완전히 사라져 다시 재발하지 않았다.

이 경험에 근거하여 칼라한 박사는 TFT(Thought Field Therapy)라는 요법을 만들어 다양한 심리 상태에 사용하도록 발전시켰다.

스탠퍼드대학을 졸업했으며 자기계발법 연구에 많은 관심과 열정을 가진 게리 크레이그(Gary Craig)는 칼라한 박사에게서 TFT요법을 배웠다. 게리 크레이그는 자신이 배운 것을 토대로 보완을 하여 더 간단히 사용할 수 있는 방법을 개발했는데 그것이 바로 EFT(Emotional Freedom Techniques) 즉, 감정풀이요법이다.

TFT는 진단을 하고 거기에 맞는 정해진 혈자리를 찾아 두드리는 방식이다. 반면에 EFT는 진단을 하지 않고 모든 경락을 두드리는 방식으로 하여 누구나 쉽게 사용할 수 있도록 하였다.

자동차에 비유하여 설명하면 TFT는 컴퓨터나 다른 진단장비를 사용해 자동차가 어디에 이상이 있는지를 찾아내어 고장난 곳의 부품만 고치는 방식이지만, EFT는 부품을 전부 교체해서 수리하는 방식이다. 자동차 부품을 전부 갈려면 시간과 비용이 많이 들지만 EFT에서 모든 경락을 두드리는 것은 단지 몇 분밖에 걸리지 않는다.

● 감정풀이요법의 다양한 효과 ●

오늘날 감정풀이요법은 미국뿐만 아니라 세계 여러 나라로 보급되고 있다. 그리고 다양한 전문가들이 이 요법을 가르치고 각종 분야에서 활용하면서 발전시키고 있다.

감정풀이요법은 감정 치유뿐만 아니라 육체적 질병과 삶의 질을 높이는 데 사용되어지고 있다. 그 다양한 효과를 분야별로 정리하면 다음과 같다.

감정 치유 효과
- 스트레스 해소
- 근심과 노여움 해소
- 우울증 해소
- 모든 종류의 공포증 해소
- 부정적인 기억 제거, 자기 의심 극복
- 죄의식, 슬픔, 상실감, 버림받음, 상실감, 외로움, 공허 같은 감정 해소

건강 증진 효과
- 초콜릿이나 담배 같은 기호식품에 대한 욕망
- 통증 해소
- 불면증 해소
- 당뇨, 고혈압, 관절염, 요통 같은 거의 모든 육체 질환 개선

삶의 질 향상

- 학교성적 향상
- 스포츠, 직업과 같은 영역에서의 수행능력 향상
- 돈에 대한 제한을 해소하여 삶에서 더 많은 풍요를 창조하게 함
- 사업을 증진시키고 인간관계가 좋아지게 함
- 대중 앞에서 말을 잘할 수 있게 함
- 기쁨과 사랑이 가득 차 있는 삶을 경험하는 것을 막는 모든 감정을 배출시킴
- 하고 싶었으나 엄두가 나지 않아 하지 못했던 것을 할 수 있는 용기와 자신감을 불어넣어줌
- 개인적, 영적 성장 과정을 증진시킴

이상과 같이 감정풀이요법은 다양한 효과를 가지고 있다. 특히 몇 년간에 걸쳐 감정의 문제로 고생하던 사람들이 감정풀이요법을 사용하여 회복된 예는 헤아릴 수 없이 많다.

또한 두통, 요통, 불면증 같은 것을 좋아지게 하는 데 효과가 있으며 스트레스나 걱정 같은 감정과 관련된 증상에 도움이 되는 것을 보여주고 있다. 감정 문제를 다룰 때의 성공률은 80~100%라고 한다. 육체적 질환에 대하여는 이보다 다소 낮다고 하나 많은 사람들이 감정풀이요법을 사용하여 도움을 받고 있다.

감정풀이요법은 부드럽고 빠르게 작용한다. 전통적인 요법을 사용했을 때는 몇 개월이나 몇 년이 걸릴 문제들을 대부분의 감정풀이요법 사용자들은 쉽게 해결한다. 문제가 되는 두려움, 노여움, 스트레스 같은 감정들을 짧은 시간 내에 해결한다.

TFT를 개발한 로저 칼라한 박사도 들리는 소문에 의하면 경락을 두드려 치료하

는 요법이 너무 효과가 탁월해 그 요법을 사용하기 시작한 후부터 환자가 너무 빨리 치료가 되어 수입이 줄어들어서 경제적으로 어려움을 겪었다고 한다.

감정풀이요법은 용도가 다양한 점이 큰 장점이다. 이 요법을 마스터하게 되면 슈퍼 파워를 갖는 것과 거의 같다. 어느 상황에서도 사용할 수 있는 도구를 가지게 된다.

예를 들면 중요한 미팅이나 인터뷰가 있는데 걱정이 되거나 두려우면 차 안이나 화장실에 들어가 감정풀이요법를 할 수 있다. 그 효과는 경이로우며 어떠한 특별한 장비도 필요 없이 어느 곳에나 사용할 수 있다.

● 심리적 갈등이나 육체적 문제 적용에 좋은 감정풀이요법 ●

감정풀이요법을 심리적인 갈등이나 육체적인 문제에 사용할 경우 다음과 같은 장점을 가지고 있다.

첫째, 감정풀이요법은 안전하다. 감정풀이요법을 사용한 전문가나 체험자들로부터 어떠한 부작용이 보고된 적이 없다. 가끔 감정풀이요법을 오랜 기간 사용하면 피곤을 느낀다는 보고가 있기는 하나, 아마도 막혔던 에너지가 많이 움직여서 그런 현상이 나타났을 것이다. 그러한 피곤은 치료가 효과 있다는 것을 나타내는 좋은 신호로 볼 수 있다. 그리고 그 피곤은 순간적 현상이었고 지속되는 현상은 아니었다.

둘째, 전문가만 할 수 있는 것이 아니고 누구나 감정풀이요법을 할 수 있다. 감정풀이요법은 놀라울 정도로 간단하고 집에서도 쉽게 할 수 있다.

셋째, 침이나 약, 수술 같은 것이 필요 없다. 어떠한 추가적인 과정 없이 감정풀이요법 하나만으로도 놀라운 결과를 만들어낸다.

넷째, 감정풀이요법은 효율적이다. 감정풀이요법은 감정의 문제로부터 회복속도를 빠르게 하여 시간과 돈을 절약하게 만든다.

● 감정풀이요법은 다이어트 성공의 열쇠 ●

성공적으로 살을 빼고자 한다면 감정풀이요법과 함께 해야만 한다. 감정풀이요법은 중독적 과식을 멈추기 위해 하루 중 필요한 순간마다 사용할 수 있다. 또한 감정풀이요법을 과식에 대한 욕구를 감소시키기 위해 사용할 수도 있다. 특히 강박적 충동으로 인해 생기는 과식을 제거하는 데 유용하다.

스트레스를 받았을 때 다이어트를 그만두거나, 업무상 걱정으로 인해 과식을 한 경험이 있을 것이다. 불행히도 다이어트를 할 때는 걸려들게 되는 덫이 무수히 많이 있다. 또 자신을 편안하게 만들기 위해 음식을 사용하도록 이끄는 감정적 갈등이 많이 있기 때문에 어느 순간 자신이 통제할 수 없는 갈망을 가지고 있다는 것을 발견하게 된다.

예를 들어 휴일 동안에 과식을 하는 자신을 발견하기도 하고, 식사 전에 군것질을 하거나 집안일을 하지 않고 폭식에 빠져 있는 자신을 발견하기도 한다. 하여간 일상생활에는 무수히 많은 덫이 존재한다.

감정풀이요법은 이러한 덫에서 벗어나게 하는 완전한 도구 역할을 한다. 감정풀이요법으로 음식에 대한 욕망을 조절할 수 있고, 스트레스 레벨을 낮출 수 있다. 먹는 것에 대한 유혹에 빠져드는 때를 다스릴 수 있고, 자신이 다이어트를 방해하는 행위를 제거할 수 있다. 또한 자신을 제한하는 믿음, 즉 "나는 날씬해질 수 없어!"와 같은 잘못된 믿음을 바로잡을 수도 있다.

이를테면 가족을 위해 식사를 준비하고 있는 오후를 생각해 보자. 갑자기 당신은 배가 고파져 먹고자 하는 욕망으로 가득 차거나, 아니면 피자가 먹고 싶은데 친구에게 전화가 왔다고 하자. 이럴 때 감정풀이요법은 배고픔을 줄이고 음식에 대한 욕구를 제거하여 올바른 길로 갈 수 있도록 도와준다.

또 배우자와 싸웠을 때나 아이들이 짜증 나게 했을 때는 어떤 생각이 드는가? 아이스크림이나 과자가 먹고 싶지는 않은가? 감정풀이요법으로 이러한 갈망에서 벗어나고 다이어트를 지속해서 할 수 있게 된다.

M여사는 십대의 아들 때문에 속을 썩이고 있었다. 아들이 말을 듣지 않고 말대꾸를 하고 차를 허락도 없이 사용하고 귀가시간을 지키지 않았다.

M여사는 그런 아들과 소리치며 싸운 뒤 아들에 대해 느꼈던 무력감을 지우고자 하는 마음으로 음식을 먹게 되었다. 이런 일이 반복되자 M여사는 점점 살이 찌면서 뚱뚱해져만 갔고 아들도 더 반항적이 되었다.

그러나 감정풀이요법을 사용하면서 M여사는 스트레스로 인한 과식을 멈추게 되었다. 그뿐만 아니라 아들과도 관계가 개선되어 좋아졌고 자신을 더 통제할 수 있게 되었다. 가정 내의 상황이 급진적으로 변화하게 되었다.

단지 몸에 있는 혈자리 몇 개를 두드리고 선택한 문장을 소리 내어 말함으로써 부정적인 감정이 지워지고 음식에 대한 욕구가 없어진다. 그러면 얼마나 자유스럽게 될지 상상해 보라. 당신은 다시 삶을 주도적으로 이끌어가게 될 것이다.

● 감정풀이요법이 살빼기에 효과적인 이유 ●

앞에서 설명한 것처럼 음식을 먹는 것이 배고픔 때문이 아니라 어떠한 감정을 보상하려고 먹고자 한다면 그 욕구의 원인이 되는 여러 부정적인 감정을 처리하면 먹고자 하는 욕구가 사라질 것이다. 그리고 자신이 날씬해질 수 없다는 제한을 두는 믿음도 바꾸어야 한다.

살을 빼는 데 필요한 동기 부여도 감정풀이요법을 통해 하게 된다. 살을 빼기 위해 필요한 모든 마음과 감정상태를 감정풀이요법을 이용하여 다루는 법을 배우게 될 것이다.

감정풀이요법은 살을 빼고 싶은 사람들을 위한 너무나도 완벽한 도구가 될 수 있다. 살을 빼기 위한 다이어트 프로그램, 다이어트 약, 수술은 비용이 많이 들고 육체에 손상을 줄 수도 있으며 결국에는 비효과적일 수 있다.

약물의 경우 식욕을 충동하는 감정을 처리하는 데 도움이 되지 않는다. 약이 버팀목이 되었으나 약을 먹지 않자 다시 강박적 과식을 하게 되는 경우가 있다.

위를 줄이기 위한 위절제수술은 비용이 많이 든다. 게다가 이 수술은 육체에 고통을 줄 수 있다. 이 수술은 위를 줄이지만 과식을 하게 하는 그 감정은 전혀 상관하지 않는다.

많은 사람들이 다이어트는 여러 이유 때문에 효과가 없다는 것을 잘 알고 있다. 칼로리를 조절하는 것은 그렇게 재미있는 일이 아니다. 뭔가를 박탈당했다는 느낌은 과식을 하게 만든다. 과식에 대한 심리적인 이유를 다루지 않으면 다이어트로 절대 살을 뺄 수 없다.

그러나 감정풀이요법은 다음과 같이 방해물을 제거하여 원하는 몸무게를 유지하

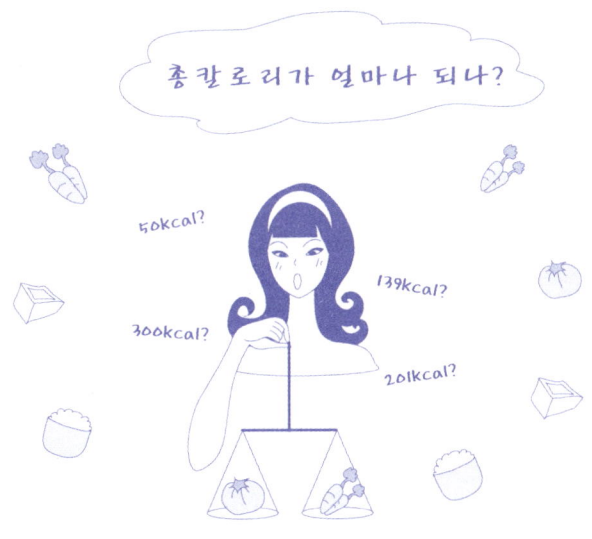

게 하고 삶의 질을 향상시켜 준다.

첫째, 감정풀이요법은 억누를 수 없을 것처럼 보이는 음식에 대한 욕구를 즉시 제거할 수 있다. 감정풀이요법의 두드리기를 하면 음식에 대한 욕구와 강박관념을 없애는 데 도움이 되어 중독적 과식이 처리되므로 더 쉽게 자제할 수 있게 되고 자신에 대한 확신이 증진된다. 고칼로리 음식에 대한 욕구도 당연히 줄어들게 되어 살이 빠지기 시작한다.

둘째, 감정풀이요법은 매일의 스트레스를 다루는 데 있어 훌륭한 도구이다. 걱정, 근심으로부터 벗어나게 하기 위해 음식을 먹게 만드는 일상의 스트레스를 제거할 수 있도록 도움을 준다.

셋째, 감정풀이요법은 음식, 체중, 유전인자에 대해 의식과 무의식이 가지고 있는 잘못된 믿음을 제거한다. 여기서 잘못된 믿음은 자신을 부정적인 이미지에 빠져있게 하고 뚱뚱한 채로 있어야 하는 당위성에 대한 믿음을 말한다.

넷째, 감정풀이요법은 체중 문제를 강화시키는 부정적이거나 왜곡된 몸의 이미지를 제거하고 처리한다. 또한 몸무게를 성공적으로 유지하기 위해 필요한 시각화 과정을 향상시킬 수 있다.

다섯째, 감정풀이요법은 자기 자신을 보호하기 위해서는 과체중 상태를 유지해야 한다는 잘못된 믿음과 욕구를 제거할 수 있다. 이런 믿음과 욕구가 드러나고 중화되면 체중을 줄일 수 있다.

여섯째, 감정풀이요법은 과식을 일으키는 조건화된 반응을 만든 과거의 문제를 중화시킬 수 있다. 어린 시절의 트라우마 때문에 생긴 감정을 중화시킬 수 있다.

일곱째, 감정풀이요법은 목표를 이루기 위해 발생되는 걱정이나 스트레스가 많은 상황 같이 다시 문제가 재발하도록 만드는 미래의 상황에 미리 대비할 수 있게 한다.

여덟째, 감정풀이요법은 자신이 가진 욕구와 이미지를 조정하여 건강한 삶을 살도록 자신이 지닌 가치와 욕구가 조화롭게 되도록 도와준다.

아홉째, 감정풀이요법은 생활 속에 있는 갈등의 치유를 도와 자신의 목표를 성취하게 하고 최대한의 잠재력을 발휘하게 한다.

이상을 요약해서 말하면 마음의 평안을 얻기 위해, 마음을 위로하기 위해, 마음을 즐겁게 하기 위해, 홀로 되기 위해, 벌을 주기 위해, 고통을 주기 위해, 자신을 훼손하기 위해 등등 음식을 어떤 용도로 먹든지 간에 감정풀이요법은 이러한 강력한 욕구를 그 근본에서부터 뿌리를 뽑도록 도와준다.

이제 감정풀이요법이 왜 좋은지 알았으니 구체적으로 테크닉을 배워 살빼기에 적용할 준비가 되었다. 다음 장에서 감정풀이요법의 사용법을 상세히 배워 보자.

c·h·a·p·t·e·r·03
감정풀이요법 사용하기

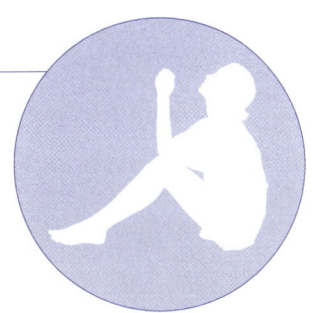

감정풀이요법은 혼자 배워서 자신에게 사용할 수 있다. 감정풀이요법은 개인을 위한 탁월한 도구로 부정적 감정이나 자신을 제한하는 믿음을 없애기 위해 사용할 수 있고 더 나아가 삶에서 원하는 것을 현실화시키도록 도움을 준다. 여기서는 살빼기에 초점을 맞추어 감정풀이요법을 사용하는 법을 설명하고자 한다.

이미 말한 바와 같이 이 요법은 침을 놓는 혈자리에 침을 사용하는 것이 아니라 손가락을 사용하여 두드린다. 두드리는 것과 동시에 문제에 집중하면서 그 문제를 설명하는 어구를 반복하여 말한다. 이렇게 함으로써 자신이 가지고 있는 육체적, 감정적 문제를 없애거나 경감시킨다. 대개의 경우 빠르게 문제에서 벗어나게 된다.

두드리기를 할 때 의도를 가지는 것이 매우 중요하다. 만약에 두드리기를 하면서 마음이 딴 생각을 하면 효과가 반감된다. 감정풀이요법을 사용하는 중에는 자신이 없애고자 하는 감정에 집중해야 한다.

만약 사람들 앞에서 말하는 것에 공포증이 있어 두드리기를 하고 있는데 머릿속에서는 바닷가에서 휴식을 취하고 있는 것을 생각한다면 두드리기가 끝나더라도 아무 변화가 없을 것이다. 여전히 사람들 앞에서 말하는 것을 두려워할 것이다.

　두드리기를 하면서 주의를 집중하게 하기 위해서는 '단축문구'를 계속해서 반복하여 말해야 한다. 이 문구는 없애고자 하는 감정을 생각하게 하고 무의식에 특정한 방해물에 작업하고 있다는 것을 알려준다.

● 감정풀이요법에서 사용하는 타점(혈자리) ●

감정풀이요법에서는 각 경락을 대표하는 경혈을 다루어 경락의 기 순환을 바로잡아 준다. 감정풀이요법에서 사용하는 경혈 즉, 혈자리는 다음과 같다.

1. 준비 타점

① 가슴압통점 - Sore Spot(SS) :

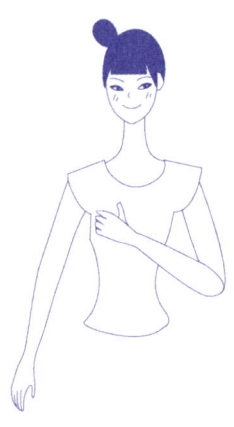

먼저 목 아래쪽 U자형으로 둥근 형태의 뼈가 있으며 좌우로는 쇄골 두 개가 나란히 어깨관절과 연결되며 밑으로는 넓고 긴 흉골과 연결된다. 이곳은 남자들의 경우에 넥타이를 매는 지점이기도 하다. 이 U자형의 계곡지점에서 아래쪽 배꼽방향으로 7.5cm 정도 내려가서 그곳에서 다시 오른쪽 또는 왼쪽으로 7.5cm 정도 나아가면 압통점이 있다. 이 압통점은 그림과 같이 양 유두 위의 가슴 주변으로 반경 약 5cm 정도 크기의 범위 내에서 문지르면 통증을 느끼는 곳이기도 하다.

② 손날 - Karate Chop(KC) : 후계(수태양소장경)

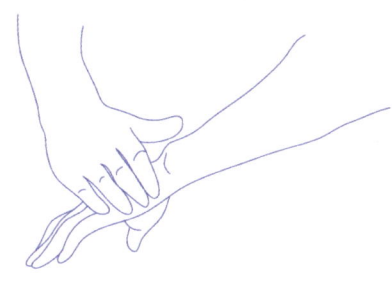

새끼손가락 밑으로 손바닥과 손등이 만나는 면으로서 손목부분과 사이에서 중간부분이다. 즉, 새끼손가락 아래쪽 끝지점과 손목지점의 연결점에서 밑으로 중간부분이다. 이 부분은 태권도에서 격파할 때에 집중적으로 압력을 가하는 부분이기도 하다.

2. 몸통 8타점

① 눈썹 : 찬죽(족태양방광경)

눈 위의 눈썹이 시작되는 부분이다. 즉, 눈썹의 안쪽 끝 부위에서 누르면 우묵한 곳이다.

② 눈 옆 : 동자료(족소양담경)

눈 가장자리의 뼈부분이다. 즉, 눈꼬리 바깥쪽에 위치한다.

③ 눈 밑 : 승읍(족양명위경)

눈 밑(눈동자 중앙 기준으로 아래)으로 약 2.5cm 부분이다.

④ 코 밑 : 수구(독맥)

코 밑과 입술 위에 옴폭 파인 곳의 중앙이다. 쉽게 말해서 인중의 중앙에 위치한다.

⑤ 입술 아래 : 승장(임맥)

아랫입술과 턱의 중간지점에 위치한다.

⑥ 쇄골 : 유부(족소음신경)

목 아래의 U자형으로 들어간 곳에서 밑으로 2.5cm 가서 다시 좌 또는 우로 2.5cm 되는 부분이다.

⑦ 겨드랑이 아래 : 대포(족태음비경)

겨드랑이에서 10cm 정도 아랫부분이다. 쉽게 찾는 방법은 남자의 경우 젖꼭지와 수평되는 부분이며, 여자의 경우 브래지어 끈이 닿는 부분이다.

⑧ 명치 옆 : 기문(족궐음간경)

남자는 유두 아래 2.5cm 되는 부분이고, 여자는 브래지어 하단 가장자리가 가슴과 만나는 부분이다.

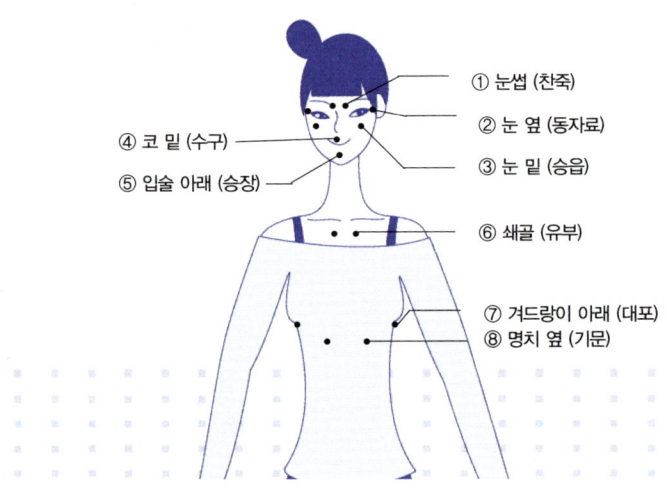

3. 손 5타점

① 엄지 : 소상(수태음폐경)

　엄지에서 손톱의 바깥쪽으로 아래쪽 끝부분이다.

② 검지 : 상양(수양명대장경)

　검지에서 엄지방향으로 손톱의 아랫부분이다.

③ 중지 : 중충(수궐음심포경)

　중지에서 검지방향으로 위와 같은 부분이다.

④ 소지 : 소충(수소음심경)

　새끼손가락에서 위와 같은 부분이다.

⑤ 손등점 : 중저(수소양삼초경)

　넷째손가락과 새끼손가락의 아랫마디 사이의 중간지점에서 밑으로 약 1cm 정도 부분이다. 두 손가락의 아랫마디 2개와 정삼각형을 이룰 수 있는 지점을 찾으면 된다.

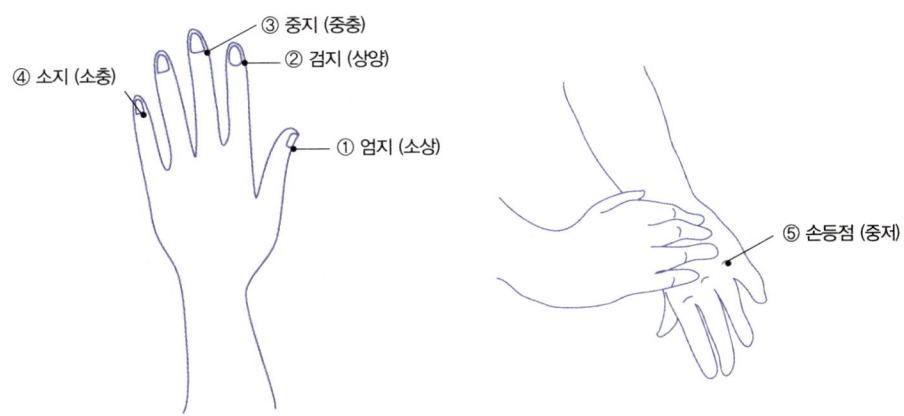

● 감정풀이요법의 두드리기 ●

감정풀이요법의 두드리기에는 크게 두 가지가 있다. 손의 타점을 생략하고 몸통의 타점만을 두드리는 것을 '단축 과정'이라 하고, 몸통과 손에 있는 타점을 전부 두드리는 것을 '기본 과정'이라 한다.

기본 과정은 클래식 과정(classic version)이라고도 하며 감정풀이요법이 처음 생겨났을 때 하던 방식인데 지금은 단축 과정을 많이 사용한다. 그리고 단축 과정을 사용하여 효과가 미미할 때는 기본 과정을 한다.

감정풀이요법 초창기에는 손까지 다 두드렸는데 단축 과정만 해도 효과면에서 거의 차이가 없다는 것을 발견하고 나서 요즘은 특별한 경우가 아니고서는 단축 과정을 한다. 따라서 여기서도 단축 과정을 기준으로 설명하고자 한다.

● '단축 과정' 배우기 ●

단축 과정은 '문제 선택하기 – 주관적 감정의 강도 측정하기 – 준비 단계 – 연속 두드리기(두 번 반복) – 감정의 강도 다시 측정하고 두드리기 과정 반복하기'의 순서로 진행된다.

1. 문제 선택하기
내가 해결하고 싶은 감정이나 생각, 육체의 증상을 선택한다. 최대한 구체적으로 선택하는 것이 좋다. 이 과정에서는 문제가 되는 감정이나 증상에 집중하여 실제로 느끼는 것이 중요하다.

2. 주관적 감정의 강도 측정하기

일깨워진 감정(또는 고통)의 강도를 주관적으로 측정한다. 감정의 강도를 측정하는 것은 어느 정도 진전이 있는지를 알 수 있기 때문이다. 이 방법은 몸의 체온을 재서 병이 낫는지를 점검하는 온도계와 같다. 두드리기를 하기 전과 후에 감정의 강도를 측정하여 어떻게 변화했는지 확인할 필요가 있다.

감정의 강도는 0에서 10까지의 단계가 있으며, 지수 0은 해당 감정에서 자유롭고 편안하다는 것을 나타내고 지수 10은 가장 강한 부정적 감정을 나타낸다. 즉 0에서 10까지 단계적으로 강도가 변하며 수치가 낮을수록 편안한 상태이고 높을수록 부정적 감정이 강함을 나타낸다. 자신은 0~10 사이에서 어느 단계에 해당하는지 느낌에 따라 감정의 강도를 선택한다. 두드리기를 하면 감정의 강도가 낮아지게 된다. 상황에 대한 반응이 좋아짐에 따라 감정의 강도가 낮아지게 된다.

3. 준비 단계

준비 단계는 말 그대로 두드리기가 효과가 있도록 준비하는 단계이다. 자신이 선택한 문제에 대해 문장화한 것을 '확언'이라고 하는데, 해결하려고 하는 문제를 나타내고 받아들인다는 말을 하는 '수용확언'과 현재보다 더 나은 상태를 선택하고 실행하고자 하는 '선택확언'이 있다.

수용확언은 문제를 나타내고 연상하게 하는 문장을 만든다. 보통 "비록 나는 (   ) 한 문제를 가지고 있지만, 내 자신을 깊이깊이 온전히 받아들이고 사랑한다"와 같은 형식을 가지게 된다. 이처럼 수용확언의 앞부분은 문제를 나타내고, 뒷부분은 문제가 어떤 것이든지 수용한다는 말이 들어간다.

이와 달리 선택확언은 "비록 나는 (　　)한 문제를 가지고 있지만, 평온해지고 자신감을 가지겠다"와 같은 형식을 취한다. 즉, 뒷부분이 "내 자신을 깊이깊이 온전히 받아들이고 사랑한다"가 아니라 다른 원하는 상태를 하겠다는 문장이 들어간다.

선택확언은 부정적인 감정의 강도를 0~2로 떨어뜨린 뒤 사용하는 것이 좋다. 예를 들어 과체중에 대하여 수치심을 가지고 있다면 수용확언 "비록 내가 과체중인 것이 부끄럽지만 내 자신을 깊이깊이 온전히 받아들이고 사랑한다"고 말하면서 두드리기를 하여 수치심을 0~2 정도로 떨어뜨린 후에 자신에게 맞는 선택확언을 선택하여 두드리기를 한다. 선택확언은 필요에 따라 바꿀 수 있으며 이 책에 많은 예문들이 나와 있으므로 자신에게 맞는 것을 골라 따라하기만 하면 된다. 필요하면 자신의 상황에 맞는 것을 만들어 사용해도 된다.

먼저 수용확언을 만들었으면 가슴압통점을 문지르며 "비록 나는 (　　)한 문제를 가지고 있지만, 내 자신을 깊이깊이 온전히 받아들이고 사랑한다"라고 말한다.

가슴압통점은 림프샘이 있는 곳으로 문지르면 림프 울혈현상이 일어나기 때문에 통증이 생긴다. 그래서 이곳을 압통점이라고 부른다. 이곳은 가슴 위쪽 지점으로 좌우의 같은 지점이다. 이곳을 찾았으면 어느 한쪽을 마사지하듯이 문지르면서 앞에서 정한 수용확언을 스스로에게 3회 반복해서 말한다. 압통점을 문지를 때는 적당한 세기로 문지른다. 견딜 수 있을 정도의 통증 정도면 되지만 과한 통증이 생기는 것은 바람직하지 않다.

수용확언을 말하면서 가슴압통점을 문지를 수 없을 경우에는 손날 두드리기를 해도 된다.

4. 연속 두드리기(두 번 반복)

준비 단계에서 사용한 확언에서 감정이나 문제를 설명하는 짧은 어구를 만드는데 이것을 '연상어구(聯想語句)'라고 한다. 연상어구는 감정이나 문제가 떠오르게 하여 몸의 에너지 시스템과 머리에서 반응을 만들어낸다.

예를 들어 어릴 때 관중 앞에서 공연을 하면서 창피를 당했던 기억을 다룬다면 수용확언은 다음과 같을 것이다.

"비록 초등학교 때 연극에서 창피를 당했지만 내 자신을 깊이깊이 온전히 받아들이고 사랑한다."

이 수용확언에서 '초등학교 연극에서 일어난 창피'가 연상어구가 될 수 있다. 또는 '연극에서의 창피함'이나 '창피함'도 완전히 그 의미를 나타낸다면 연상어구로 사용할 수 있다. 어떤 연상어구를 사용하든지 간에 그때의 상태에 몰입하는 것이 중요하다.

이렇게 선택한 연상어구를 반복해서 말하며 몸통 8타점을 순차적으로 다음의 순서에 따라 5~7회 가볍게 두드린다. 여기서 기억할 점은 문제를 제거한다는 의도를 가지고 한다는 것이다.

① 눈썹(찬죽)
② 눈 옆(동자료)
③ 눈 밑(승읍)
④ 코 밑(수구)
⑤ 입술 아래(승장)
⑥ 쇄골(유부)
⑦ 겨드랑이 아래(대포)
⑧ 명치 옆(기문)

만약 수용확언의 연상어구로 연속 두드리기를 두 번 반복해서 했다면 여기서 끝내고 다음 순서로 가면 된다. 하지만 선택확언일 경우에는 선택확언의 뒷부분 문장인 원하는 상태를 나타내는 연상어구를 가지고 다시 한 번 두드리기를 한다. 이때는 심어넣는다는 의도를 가지고 하는 것이 중요하다.

5. 감정의 강도 다시 측정하고 두드리기 과정 반복하기

연속 두드리기가 끝나면 다시 감정과 문제에 집중한 뒤 0~10 사이에서 강도를 측정한다. 감정의 강도가 1이나 0이 되지 않았을 경우에는 다시 두드리기를 한다.

만약 감정의 강도가 강해서 두드리기를 다시 하는 경우에는 준비 단계의 수용확언에 '여전히' 라는 말을 넣어 사용한다. 예를 들면 "비록 나는 여전히 (   )한 문제를 가지고 있지만, 내 자신을 깊이깊이 온전히 받아들이고 사랑한다"와 같이 한다. 연속 두드리기에서도 "여전히 남아있는 (   )한 문제"와 같이 연상어구에 '여전히 남아있는' 이라는 말을 넣어 두드리기를 한다.

• '기본 과정' 배우기 •

기본 과정은 '문제 선택하기 – 주관적 감정의 강도 측정하기 – 준비 단계' 까지는 단축 과정과 방법이 같지만 그 다음은 '연속 두드리기 – 뇌조율 과정 – 연속 두드리기 – 감정의 강도 다시 측정하고 두드리기 과정 반복하기' 의 순서로 진행하며 방법도 조금 다르다.

1. 문제 선택하기

단축 과정과 똑같은 방법으로 실시한다.

2. 주관적 감정의 강도 측정하기

단축 과정과 똑같은 방법으로 실시한다.

3. 준비 단계

단축 과정과 똑같은 방법으로 실시한다.

4. 연속 두드리기

연상어구를 말하며 가운뎃손가락과 집게손가락을 사용하여 몸통 8타점과 손의 타점, 손날을 다음의 순서대로 두드린다.

① 눈썹(찬죽)

② 눈 옆(동자료)

③ 눈 밑(승읍)

④ 코 밑(수구)

⑤ 입술 아래(승장)

⑥ 쇄골(유부)

⑦ 겨드랑이 아래(대포)

⑧ 명치 옆(기문)

⑨ 엄지 옆(소상)

⑩ 검지 옆(상양)

⑪ 중지 옆(중충)

⑫ 소지 옆(소충)

⑬ 손날(후계)

5. 뇌조율 과정

이 과정은 좌뇌와 우뇌가 서로 균형 잡히게 해준다. 방법은 손등점(중저)을 계속하여 두드리며 다음과 같이 진행한다.

① 눈을 감는다.

② 눈을 뜬다.

③ 눈을 오른쪽 아래로 최대한 내려 바라본다.

④ 눈을 왼쪽 아래로 최대한 내려 바라본다.

⑤ 눈을 시계방향으로 한바퀴 돌린다.

⑥ 눈을 시계반대방향으로 한바퀴 돌린다.

⑦ 5초간 콧노래를 부른다(예 : 생일 축하곡).

⑧ 1에서 5까지 숫자를 센다.

⑨ 다시 콧노래를 부른다.

6. 연속 두드리기

뇌조율 과정이 끝나면 다시 앞에서 실시한 연속 두드리기를 반복한다.

7. 감정의 강도 다시 측정하고 두드리기 과정 반복하기

연속 두드리기가 끝나면 다시 감정과 문제에 집중한 뒤 0에서 10 사이에서 감정의 강도를 측정한다. 감정의 강도가 1이나 0이 되지 않았을 경우에는 다시 두드리기를 한다.

이때는 준비 단계의 수용확언에 "비록 나는 여전히 (　　)한 문제를 가지고 있지만, 내 자신을 깊이깊이 받아들이고 사랑한다"와 같이 '여전히'를 넣어서 말하며, 연상어구에도 '여전히 남아있는'이라는 말을 넣어서 연속 두드리기를 한다.

● 단축 과정을 실제 사례에 적용해 배워 보자 ●

이제 단축 과정을 실제 사례에 적용하여 설명해 보겠다. 실제로 따라 해보면 이해가 빠르고 쉽게 배울 수 있을 것이다. 여기서는 수치심에 대한 문제를 다루고자 한다. 이에 대한 확언은 "비록 과체중인 것이 부끄럽지만 내 자신의 장점을 인식하겠다"로 하고 연상어구는 "과체중이 부끄럽다"와 "내 자신의 장점을 인식하겠다"로 한다.

먼저 "나는 과체중인 것이 부끄럽다"를 마음속으로 생각해 보고 감정의 강도를 0~10 사이에서 선택하여 기억을 한다.

그런 다음 손날을 두드리거나 가슴압통점을 문지르며 "비록 과체중인 것이 부끄럽지만 내 자신의 장점을 인식하겠다"를 3회 반복하여 말한다.

이제 연상어구 "과체중이 부끄럽다"를 말하며 몸통 8타점을 다음의 순서대로 두드리기 시작한다. 5~7회 정도 두드리면 된다.

① 눈썹(찬죽)을 두드리며 "과체중이 부끄럽다"를 말한다.

② 눈 옆(동자료)을 두드리며 "과체중이 부끄럽다"를 말한다.

③ 눈 밑(승읍)을 두드리며 "과체중이 부끄럽다"를 말한다.

④ 코 밑(수구)을 두드리며 "과체중이 부끄럽다"를 말한다.

⑤ 입술 아래(승장)를 두드리며 "과체중이 부끄럽다"를 말한다.

⑥ 쇄골(유부)을 두드리며 "과체중이 부끄럽다"를 말한다.

⑦ 겨드랑이 아래(대포)를 두드리며 "과체중이 부끄럽다"를 말한다.

⑧ 명치 옆(기문)을 두드리며 "과체중이 부끄럽다"를 말한다.

이번에는 연상어구 "내 자신의 장점을 인식하겠다"를 말하며 앞과 같은 순서대로 두드리기를 한다.

① 눈썹(찬죽)을 두드리며 "내 자신의 장점을 인식하겠다"를 말한다.

② 눈 옆(동자료)을 두드리며 "내 자신의 장점을 인식하겠다"를 말한다.

③ 눈 밑(승읍)을 두드리며 "내 자신의 장점을 인식하겠다"를 말한다.

④ 코 밑(수구)을 두드리며 "내 자신의 장점을 인식하겠다"를 말한다.

⑤ 입술 아래(승장)를 두드리며 "내 자신의 장점을 인식하겠다"를 말한다.

⑥ 쇄골(유부)을 두드리며 "내 자신의 장점을 인식하겠다"를 말한다.

⑦ 겨드랑이 아래(대포)를 두드리며 "내 자신의 장점을 인식하겠다"를 말한다.

⑧ 명치 옆(기문)을 두드리며 "내 자신의 장점을 인식하겠다"를 말한다.

숨을 깊이 들이마시고 다시 감정의 강도를 측정해 본다. 충분히 강도가 낮아졌으면 두드리기를 마치고, 아니면 다시 한 번 같은 확언을 가지고 두드리기를 실시한다. 만약 다시 한다면 연상어구를 '여전히 남아있는 과체중에 대한 부끄러움'으로 변경한다.

● 두드리기를 해도 변화가 없는 경우에는 어떻게 하는가 ●

두드리기를 해도 별다른 변화가 없는 경우에는 다음과 같은 몇 가지 이유가 있을 수 있다.

첫째, 준비 단계의 확언이 정확하지 않아 심리적 역전(psychological reverse)이 해소되지 않았다. 준비 단계에서는 잘못된 믿음과 판단에 의해 생기는 심리적 역전이 해소되어야 하는데, 그 문구가 정확하지 않을 경우 심리적 역전이 해소되지 않는다. 따라서 심리적 역전을 해소시키는 문구를 다시 만들어 실행해야 한다.

둘째, 문제의 다른 양상(aspects)이 있어 또 다른 두드리기가 필요하다. 부정적인 감정 중 어떠한 것은 해소했지만 다른 사건과 관련된 다른 부정적인 감정이 나타날 수 있다. 이런 경우를 다른 양상이라고 하는데 그 나타난 감정을 처리하는 두드리기를 다시 해야만 한다.

셋째, 에너지 차원의 독소가 있다. 음식, 공기와 같은 주변 여건 때문에 두드리기가 효과가 없는 경우가 있다. 독소가 되는 음식에는 설탕, 밀가루, 커피, 알코올 같은 것이 있으며 이런 해로운 음식을 금하면 효과가 나타나기 시작한다.

그러면 이러한 문제를 어떻게 해결해야 하는지 그 방법을 살펴보자.

1. 심리적 역전의 문제 해결

심리적 역전이라는 말은 TFT의 창시자인 로저 칼라한 박사에 의해 만들어진 신조어다. 심리적 역전은 무의식 저항이라고도 하며 감정풀이요법에서 이해해야 할 매우 중요한 것 중 하나에 속한다.

두드리기의 효과가 나지 않게 하는 것 중 그 첫 번째가 '양상'이고 그 다음이 '심리적 역전'이다. 심리적 역전이 바로잡히기 전까지는 아무리 두드리기를 해도 효과가 없다. 심리적 역전은 내부적, 외부적 요인으로 초래될 수 있다.

심리적 역전은 몸의 에너지가 거꾸로 되었다는 것을 의미한다. 즉 배터리가 거꾸로 연결되어 극성이 뒤바뀐 상태이다. 이것은 부정적인 생각과 판단에 의해 생기며 의식이 인지하지 못하는 경우가 많다.

심리적 역전이 있으면 자기 자신을 방해하거나 무의식적으로 저항을 한다. 자신의 일부에서는 뭔가를 하기를 원하나 다른 부분에서는 원치 않는다. 이 심리적 역전을 바로잡기 위해 준비 단계에서는 정확한 표현의 수용확언을 말하며 가슴압통점을 문지르거나 손날을 두드린다.

심리적 역전은 무의식 차원에서 자기 패배적이며 부정적인 사고 때문에 생기므로 사람들은 그것의 존재 여부에 대해서 인식하지 못하는 경우가 많이 있다. 감정풀이요법에서는 평균적으로 심리적 역전이 작용하기 때문에 감정풀이요법의 효과가 정상적으로 발휘되지 못하게 하는 방해작용이 일어나는데 그 비율은 약 40% 정도가 된다고 한다.

2. 양상의 문제 해결

감정풀이요법을 적용하여 다루고자 하는 감정의 강도가 낮아지면 그 감정 밑에 숨겨져 있던 다른 감정이 표면으로 떠오를 수 있다. 예를 들면 '화' 밑에는 숨겨진 두려움이 있을 수 있다. 이들 숨겨진 감정들이 표면에 나타나면 새롭게 나타난 그 감정도 다루어야 한다.

양상은 문제의 여러 다른 면을 말한다. 가령 비행기를 타고 여행하는 것에 공포증이 있다고 한다면 여러 가지 면을 고려할 수 있다. 이를테면 비행기가 이륙하는 것이 두려울 수도 있고, 조그만 공간에 있는 것이 두려울 수도 있고, 착륙하는 것이 두려울 수도 있다.

감정풀이요법이 효과적이 되기 위해서는 이 여러 가지 면을 모두 다뤄주어야 한다. 이륙에 대한 감정의 강도가 0이 되도록 해야 하고 좁은 공간에 있는 것에 대한 공포증, 착륙에 대한 공포증도 0이 되게 해야 한다. 그래야 비행기 타는 것에 대한 공포증이 사라지게 된다.

3. 음식과 환경에 의한 에너지 독소 문제 해결

우리 모두가 독소가 있는 환경에 살고 있다는 것을 잘 알고 있다. 심리적 역전을 잘 처리했음에도 불구하고 감정풀이요법에 잘 반응하지 않는 사람은 에너지 독소가 문제일 수 있으며 다음과 같은 사람은 에너지 독소를 점검해 볼 필요가 있다.

- 전혀 반응하지 않은 사람
- 천천히 반응하는 사람
- 문제가 금방 다시 재발하는 사람

로저 칼라한 박사는 에너지요법으로 치료해도 효과가 없는 경우 그 이유가 에너지 독소 때문일 수 있다는 것을 알게 되었다. 사람들이 소비하거나 접촉하는 물질 중 신체의 에너지 시스템을 교란시키는 것이 있다.

게리 크레이그는 에너지 독소가 문제의 원인이 되는 경우는 그렇게 많지 않다는 것을 발견했지만 독소는 한번 검사해 볼 만한 가치가 있다고 말했다. 독소를 제거하면 감정풀이요법의 효과를 증진시킬 뿐만 아니라 웰빙을 최대한 증진시킨다.

에너지 독소는 에너지 시스템을 교란하는 해로운 물질, 부정적 에너지를 포함하며 다음과 같이 구분할 수 있다.

- 우리가 먹는 음식
- 몸에 걸치는 물질
- 주변 환경

다음과 같은 에너지 독소를 피하는 방법을 알아두면 유용할 것이다.

첫째, 당신이 생활하는 곳에서 벗어나라. 생활하는 곳에서 문제를 일으키는 것이 있다. 컴퓨터나 TV 같은 전기기구, 의자, 방의 페인트가 그 원인일 수 있다. 따라서 단지 몸을 이동함으로써 이런 해로운 물질로부터 멀어질 수 있다. 또는 다른 방으로 가거나, 아니면 집 바깥으로 나갈 수도 있을 것이다. 장소를 이동함으로써 에너지 시스템을 교란하는 독소로부터 벗어나게 되므로 효과를 얻을 수 있다

둘째, 입고 있는 옷을 벗어버리거나 비누를 사용하지 않고 목욕 또는 샤워를 한다. 우리가 입는 옷에는 화학약품이 묻어 있으며 그것이 우리 몸의 에너지를 교란시킨다. 생산될 때 섬유에 들어가는 화학약품때문에 우리 몸은 민감하게 반응을 한다. 또한 세탁비누의 잔류물뿐만 아니라 세탁이나 드라이클리닝에 사용되는 화학약품으로 인해서 에너지 시스템이 혼란이 일어날 수 있다.

우리의 몸에는 수많은 다른 물질의 잔류물이 남아있을 수 있다. 향수, 면도크림, 비누, 화장품, 헤어스프레이, 샴푸, 컨디셔너, 기타 등등 경험상 아주 소량의 독소물질로도 문제를 일으키기에 충분한 양이 된다. 그런데 자신의 에너지 시스템에 독소로 작용하는 물질이 다른 사람에게는 독소로 작용하지 않을 수도 있다.

아무튼 이러한 물질들이 에너지를 교란시킬 경우에는 목욕이나 샤워 등을 할 때 비누를 사용하지 않는 것이 좋다. 특히 겨드랑이나 성기 주위에는 더욱더 비누 사용에 주의를 기울여야 한다. 머리를 감을 때도 비누나 샴푸의 사용을 삼가고 잔존물이 없도록 잘 헹군다. 그리고 향수나 화장을 하는 곳 주위는 청결을 유지한다.

이런 방법으로 몸에 있는 화학물질을 제거할 수 있으며, 몸의 에너지 시스템을 방해할 가능성을 최소화할 수 있다. 그리고 일어나 서 있으면 의자나 침대, 그외 다른 해로운 물질과의 접촉을 피할 수 있다. 이렇게 하고 난 다음에 다시 감정풀이요법을 적용해 본다.

셋째, 앞의 방법을 실행하고 하루, 이틀 정도를 기다려본다. 만약에 앞의 방법을 실행해도 원하는 결과가 나타나지 않는다면 에너지 독소가 몸 바깥에 있는 것이 아니라 몸속에 있다는 것을 의미한다.

독소가 몸속에 있다는 것은 독소가 되는 음식을 먹거나 마시고 있다는 것이다. 하루, 이틀 그러한 음식을 먹지 않는다면 몸속에 축적된 독소가 제거될 것이다. 그리고 일단 이런 독소가 제거되면 감정풀이요법을 방해하지 않을 것이다.

만약 독소가 되는 음식을 매일 먹고 있다면 감정풀이요법이 성공하기가 대단히 어려워진다. 예를 들어 커피가 자신에게 해로운데 매일 마신다면 감정풀이요법이 작용할 기회가 최소화된다.

때로는 어떤 물질만 제거했을 뿐인데 엄청난 힐링이 일어나기도 한다. 감정풀이요법을 개발한 게리 크레이그의 지인이 수년 동안 우울증을 앓아왔다. 그는 여러 가지 약을 먹었으나 증상이 사라지지 않았다.

그런데 어느 날 자신이 밀에 과민반응을 한다는 것을 알고 식단에서 밀을 빼버렸다. 그 뒤 우울증이 완전히 사라졌다. 약도 안 쓰고, 감정풀이요법도 안 하고, 다른 어떤 것도 하지 않고, 단지 밀만 먹지 않았는데 말이다.

다음 장에서는 지금까지 배운 감정풀이요법의 두드리기와 확언을 어떻게 살빼기에 적용하는지 설명하도록 한다.

c·h·a·p·t·e·r·04
감정풀이요법 살빼기에 적용하기

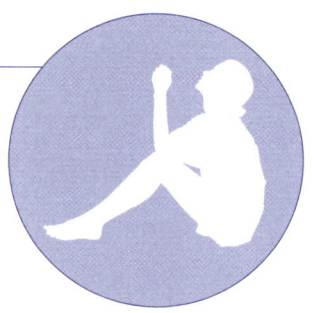

이제 감정풀이요법이 무엇인지, 어떤 효과가 있는지, 어떻게 사용하는지 이해했을 것이다. 지금부터는 감정풀이요법을 어떻게 살빼기에 적용하는지 알아보도록 하자.

살빼기에 감정풀이요법을 적용하게 되면 많은 긍정적인 파급효과가 있기 때문에 매우 흥분되는 모험이 될 것이다. 감정풀이요법을 꾸준히 실행하면 삶의 다른 여러 면도 향상되는 것을 발견하게 되는데 각각의 문제들이 많은 숨겨진 감정적 요인을 가지고 있기 때문이다. 그 숨겨진 감정들을 정화하기 시작하면 삶이 바뀌게 된다.

● 감정풀이요법을 살빼기에 적용하기 전에 알아둘 것은 ●

우선 감정풀이요법으로 살빼기를 시작하기 전에 알아두어야 하는 기본적인 사항은 감정적 과식을 파악하는 것이다.

감정으로 인한 과식을 조절할 때 직면하는 가장 어려운 문제는 과식이 매우 효과적으로 느끼고 싶지 않은 감정을 숨겨 음식을 먹게 하는 유쾌하지 못한 감정을 인식하지 못하게 한다는 것이다. 그렇기 때문에 단지 매우 배가 고프고 음식을 먹어야 한다는 것만 인지할 뿐이다. 그래서 과식을 유발하는 걱정, 노여움, 슬픔, 죄책감 같은 감정들을 보지 못하게 된다.

A양의 예가 그 전형이다. A양은 업무상 만나 가끔씩 데이트를 하던 남자와 같이 비행기를 타고 회의에 참석하기 위해 가고 있었다. 그들은 회의장에서 함께 발표할 예정이었다.

그런데 발표 준비를 하며 잡담을 나누던 중 그 남자가 갑자기 그녀와 결혼하고 싶다고 말했다. 이것은 완전히 그녀에게 충격이었다. 그 남자는 그녀가 절대 결혼하고 싶은 사람이 아니었다. 그러나 그 남자는 결혼을 확신했기 때문에 그녀는 기겁을 하였다.

비행기 안에서 그 남자는 결혼에 대해 끊임없이 이야기하였다. 그녀는 바로 옆자리에 앉아있어서 그 남자로부터 벗어날 수가 없었다. 그 남자가 결혼하겠다고 주장하는 것은 그녀를 매우 불안하게 만들었고 그때 흥미로운 일이 발생했다.

그녀는 문득 치즈 케이크에 대한 걷잡을 수 없는 욕구가 생겼다. 비행기 안에는 치즈 케이크가 없었기 때문에 자신이 공항의 음식 코너에서 치즈 케이크를 찾고 있는 것을 생생하게 상상하면서 케이크 모양이 어떨지, 맛이 어떨지, 한입 먹으면 얼마나 좋을지를 마음속에 그렸다.

그녀는 치즈 케이크에 대한 생각에 사로잡혀 그 남자의 결혼하자는 이야기는 그 중요성이 점점 희미해져 갔다. 그녀의 마음을 차지하고 있는 것은 온통 치즈 케이크

뿐이었다.

    치즈 케이크에 대한 욕구가 참을 수 없을 정도로 강해져 비행기가 착륙했을 때 그녀는 치즈 케이크를 찾아 공항 내 상점을 찾아다녔다. 마침내 치즈 케이크를 발견하자 그녀는 한 조각도 남기지 않고 게걸스럽게 다 먹어치웠다.

    한참이 지나고 나서 그녀는 자신이 결혼하자고 하는 남성의 이유 없는 확신성을 얼마나 걱정했는지, 그 남자에게서 떨어질 수 없어 얼마나 욕구불만과 노여움을 느꼈는지를 깨닫게 되었다. 그녀는 이런 모든 감정을 특정한 음식에 대한 강한 욕구로 대체하여 숨겼던 것이다.

    정도의 차이가 있겠지만 많은 사람들이 이와 비슷한 경험을 하고 있다. 걱정, 슬픔, 화를 초래하는 소식을 듣고 나서 우리가 깨닫기 전에 과식을 시작한다. 불편한 감정을 경험하고 있다는 것을 인식하기 전에 우리를 편안하게 만드는 음식에 무의

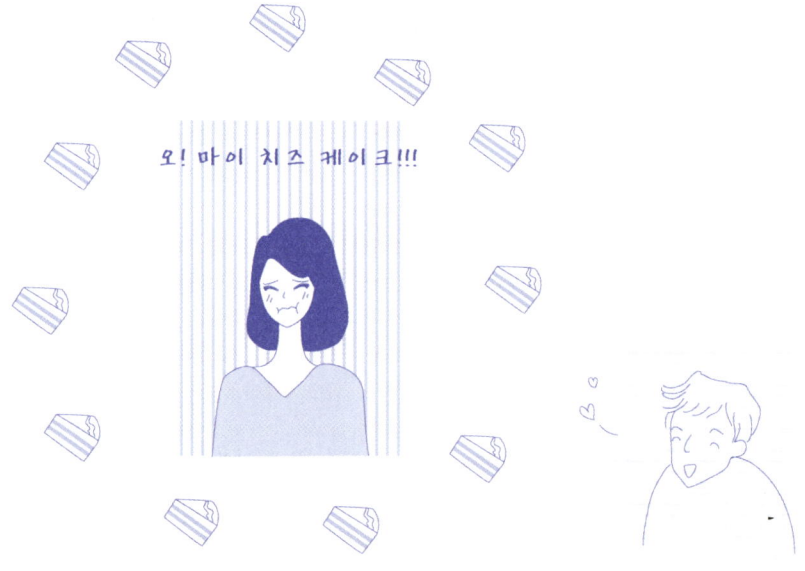

식적으로 손이 간다.

 또한 부정적인 감정을 경험하고 있는 것을 잘 인식하게 되어도 그것을 먹지 말아야 하는 음식에 대한 갑작스러운 욕구와는 연결시키지 않는다.

 감정풀이요법으로 감정을 많이 다룰수록 더욱 좋다. 숨겨진 감정들과 인식하고 있던 감정 모두 과식에 영향을 미친다. 그러므로 감정풀이요법으로 감정을 처리하면 훨씬 더 좋아진다. 여러 감정을 처리하면 살빼기가 더욱 촉진되고 영구적이 된다.

● 감정풀이요법으로 살빼기 시작하기 ●

 살빼기를 할 때는 계획적으로 하는 것이 중요하다. 사람마다 특성이 다르므로 거기에 맞는 계획이 필요하다. 살빼기를 효과적으로 하려면 다음의 단계별 설명을 잘 읽고 자신에게 맞게 적용하도록 한다.

1단계 : 시작하기

 먼저 자신이 해결해야 할 감정과 확언을 선택한다. 이 책의 〈PART2 감정 풀어주기〉에 소개된 각 감정에 대한 여러 가지 확언들을 보고 그 가운데 자신에게 해당되는 항목을 2~5개 선택한다. 그러고 나서 한 항목에 대해 작업을 시작한다.

 선택한 감정의 강도가 최대한 낮아질 때까지 두드리기를 한다. '0'이 되는 것이 이상적이나 '1' 내지 '4'도 보는 관점에 따라 개선된 것으로 볼 수 있다. 선택한 감정에 해당하는 확언을 하나씩 골라 두드리기를 하여 최대한 그 감정의 강도가 낮아지게 한다.

하루 만에 한 문제를 처리하지 못할 경우가 있다. 일주일이나 그 이상 걸리는 경우도 있다. 그럴 경우 선택한 문제로 인한 먹는 습관과 마음가짐이 변할 때까지 두드리기를 계속하여야 한다.

선택한 감정에 작업을 하면서 어떻게 먹는지 잘 관찰한다. 음식에 대한 느낌이 변했는가? 만약 그렇다면 그 감정이 당신에게 중요한 것으로 해당 감정에 나와 있는 확언으로 두드리기를 더 할 필요가 있다.

이 시점에 감정풀이요법의 효과를 경험하고 더 많은 효과를 보고자 할 수 있다. 만약 그런 경우라면 음식 먹는 습관을 더 깊이 탐구하고 다음 단계를 진행하면 더 많은 것을 얻게 될 것이다.

2단계 : 더 깊이 탐구하기

2단계에서는 1단계에서 하지 않았던 다른 감정을 다루어본다. 〈PART2 감정 풀어주기〉의 여러 가지 감정에 대한 설명을 읽어보고 자신에게 적용되는 문제(감정)를 발견하면 거기에 해당하는 두드리기를 한다. 원하는 결과를 얻을 때까지 계속한다.

두드리기를 하면서 특정한 감정을 느낄 수도 있고 느끼지 않을 수도 있다. 확언이 사실이라는 생각이 들지 않기도 하는데 중요한 것은 어찌되었든 확언을 말하는 것이다. 처음에는 특정한 확언이 당신에게 효과가 없더라도 계속해서 말하라. 앞으로 일어나는 일을 보면 놀라게 될 것이다.

3단계: 잘 되지 않는 경우

1단계와 2단계를 마쳤으나 음식 먹는 습관에 별 변화가 없으면 몇 가지 가능성을 고려해 볼 필요가 있다.

첫째, 이 시점에서 감정풀이요법 전문가의 의견을 물어보는 것이 좋을 수 있다. 경험 많은 감정풀이요법 전문가는 혼자서는 객관적이지 못해 알지 못했던 문제를 밝혀내는 데 도움이 될 수 있다.

둘째, 체중 문제가 신진대사 장애, 알레르기와 같은 육체적 문제에 기인할 수 있다. 그런 경우에는 그 문제를 별도로 해결해야 할 필요가 있다.

4단계 : 감정풀이요법으로 자기계발하기

먹는 습관에 많은 변화가 생기고 몸무게가 많이 줄어들었으면 감정풀이요법을 자신을 괴롭혀온 다른 여러 가지 감정 문제에 적용할 수 있다. 시간이 오래 걸릴 수 있지만 그로 인해 많은 발전을 하게 될 것이다.

감정풀이요법을 사용하면 충만하고 행복한 삶을 이루는 데 많은 도움이 된다. 대인관계 개선, 스포츠 능력 향상, 학교 성적 향상, 육체 질환 개선, 풍요로운 삶 살기 등 여러 분야에 활용이 가능하다.

● 자신에게 맞는 확언 고르기와 수정하기 ●

이 책의 〈PART2 감정 풀어주기〉에는 치유할 감정에 해당하는 감정풀이요법 확언들을, 〈PART3 살빼기를 방해하는 요인 없애기〉에는 여러 가지 방해 요인에 대처하는 감정풀이요법 확언들을 별도로 묶어서 소개하였다. 그곳에 소개된 확언들이 모두가 자신에게 적용되는 것은 아니다. 하지만 그 확언들은 살빼기에 효과가 있는 것들로 신중히 선정한 것이다. 실제로 체중 문제가 있었던 사람의 경험에 근거하여 만들어진 것이다.

각 확언들은 테스트를 거친 것이므로 자신에게 친숙히 느껴지는 문장이 많이 있을 것이다. 여러 개의 확언 중 자신을 강하게 끌어당기는 것을 선택하면 된다. 확언 중 '이것은 나를 위한 것이다' 라는 생각이 드는 것을 선택한다.

선택한 확언을 말하며 두드리기를 한 뒤 감정의 강도가 '0'이나 '1'이 되면 다시 확언 목록을 보고 자신에게 맞는 확언을 고른다. 한 감정의 여러 가지 면에서 다루도록 계속해서 반복한다.

어떤 문제에 대하여는 여러 양상이 있기 마련이고 나와 있는 확언은 이러한 여러 가지 면을 다루게 된다. 자신에게 적용되는 각각의 확언은 과식을 하게 되는 근본원인을 해결한다. 그렇게 하면 현저한 변화를 보게 될 것이다.

확언을 개인의 요구에 맞게 조정하여 편하게 만들고 싶은 경우가 있을 것이다. 그럴 경우 다음과 같이 자기와 맞게 말을 대체하여 사용하면 될 것이다.

예를 들면 확언이 "비록 내가 (   )에게 노여움을 느끼지만……"이라는 부정문구라면 (   ) 안에 배우자, 친구, 상사와 같은 실제 이름을 집어넣을 수 있다. '노여움' 대신에 '격분'이나 '격노' 같은 말을 넣어 사용할 수도 있다. 그렇게 말을 바꾼 다음 두드리기를 하면 된다.

그러나 가급적 확언 변경은 하지 않는 것이 좋다. 이 책에 나와 있는 확언들은 살을 빼기 위한 목적으로 매우 주의 깊게 고안된 것들이므로 굳이 새로운 것을 만들 필요가 없고 단지 자신의 상황에 맞도록 수정하기만 하면 된다.

● 감정풀이요법 기억카드 사용하기 ●

감정풀이요법을 살빼기 프로그램에 적용할 때 한층 더 효과를 보는 방법 중의 하나는 매일 감정풀이요법 기억카드를 사용하는 것이다. 감정풀이요법 기억카드는 다음과 같이 만들어 사용할 수 있다.

① 크기가 7×12cm 정도 되는 색인카드를 구매한다. 보통의 색인카드도 괜찮지만 청색카드가 이완 효과가 있기 때문에 좋다.

② 유용하다고 생각되는 감정풀이요법 확언을 각각의 카드에 적는다. 한 장의 색인카드에 하나의 확언을 적어 넣는다. 새 확언 카드는 파일꽂이나 보관함에 넣고 목표를 달성한 카드는 버린다.

③ 하루에 최소한 두 번 여유가 있을 때 소리 내어 카드를 읽는다. 매일 아침에 일어났을 때와 잠자리에 들기 전에 한다.

④ 감정풀이요법 확언 카드를 지니고 다니다가 시간적 여유가 생겼을 때 읽어도 된다. 녹음을 해놓았다가 운전하면서 듣는 사람도 있다.

⑤ 하루 중 다른 때는 카드에 써있는 것을 많이 생각하지 않는 것이 좋다. 각 확언을 한번 읽어 잠재의식에 미끄러지듯 들어가도록 한다. 그러면 효과가 있다.

이렇게 살빼기에 감정풀이요법 기억카드를 사용하면 긍정의 목적을 강화하고 명확히 하는 데 도움이 된다. 반드시 사용하라고 권하고 싶다.

● 매일 감정풀이요법을 실시하기 ●

매일 감정풀이요법의 두드리기를 하면 몸무게가 줄어든다. 무엇보다도 생활양식과 개인의 성향에 따라 두드리기를 해야 한다. 최대한의 효과를 얻기 위해서는 매일 두드리기를 하는 것이 좋다. 또 같은 방식으로 삶에 있는 문제를 차례대로 처리할 수 있다.

만약 스트레스를 주는 특별한 일이나 과식에 대한 유혹에 노출이 예상되면 일어날 일에 대해 두드리기를 한다. 이 책에서 그 문제에 해당하는 확언을 찾아 두드리기를 하여 감정의 강도를 '0'이나 '1'로 만든다. 그렇게 하면 앞으로 일어날 일이 달라지도록 영향을 주게 된다.

예상치 못했던 일로 스트레스를 받았을 때는 그것과 관련된 확언을 찾아 두드리기를 하여 감정의 강도를 '0'이나 '1'이 되게 만든다. 그러면 그 사건으로 인한 영향이 없어지게 될 것이다.

앞에서 감정풀이요법의 두드리기를 하는 표준적인 방법을 제시했지만, 사람마다 자신만의 필요가 있으므로 자기도 모르는 사이에 자동적으로 변형하게 될 것이다. 예를 들면 정확한 혈자리가 아니라 다른 부위를 두드리는 경우도 있다.

어떤 것이든지 결과를 얻기만 하면 괜찮다. 감정풀이요법을 개발한 게리 크레이그는 감정풀이요법은 매우 융통성 있는 방법이라는 것을 강조하고 있다. 다시 말해서 정확히 표준화된 방법이 아니라도 좋은 결과를 얻기만 한다면 올바르게 사용하는 것이라 할 수 있다.

특히 융통성이 있어야 한다. 자신에게 맞도록 직관적으로 방법을 약간 변형했다고 해서 걱정할 필요 없다. 그것이 매우 유용할 때가 가끔 있다. 다만 자신에게 어떤 변화가 일어나는지를 관찰하라. 효과가 있다면 무엇을 하더라도 괜찮다. 단지 결과를 추구할 뿐이다. 그리고 즐겁게 하라.

실제로 자신의 살을 빼기 위해 감정풀이요법을 적용해 보자. 먼저 자신이 시작하고 싶은 감정에 대한 확언을 선택하고 두드리기를 한다. 걱정은 체중에 문제가 있는 모든 사람에게 해당하는 것이므로 거기서부터 시작해도 좋다.

만약 아직도 감정풀이요법에 의심을 가지고 있다면 다음의 확언을 이용하여 두드리기를 해보라.

감정풀이요법이 의심스러울 때 하는 확언

- □ 비록 감정풀이요법이 효과가 있다고 믿지 않지만 내 자신을 깊이깊이 온전히 받아들이고 사랑한다.
- □ 비록 나에게 어떤 것도 효과가 있을 것 같지 않지만 이번에는 달라지도록 하겠다.
- □ 비록 감정풀이요법이 효과가 있을지 의심스럽지만 내가 찾던 타개책이 되도록 하겠다.
- □ 비록 어떤 것도 효과가 없었지만 어찌되었든 감정풀이요법을 한번 해보겠다.
- □ 비록 감정풀이요법이 효과가 있을지 의심스럽지만 게임으로 여기고 즐겁게 플레이를 한번 해보겠다.
- □ 비록 나에게 어떤 것도 효과가 있을 것 같지 않지만 감정풀이요법이 효과가 있도록 만들겠다.
- □ 비록 감정풀이요법이 효과가 없을 것 같지만 내가 찾던 돌파구가 되도록 하겠다.
- □ 비록 내가 감정풀이요법을 배울 수 있을지 의심스럽지만 쉽게 배우도록 하겠다.
- □ 비록 감정풀이요법이 쓸데없는 짓 같아 보이지만 한번 멋지게 해보겠다.

P·A·R·T·2

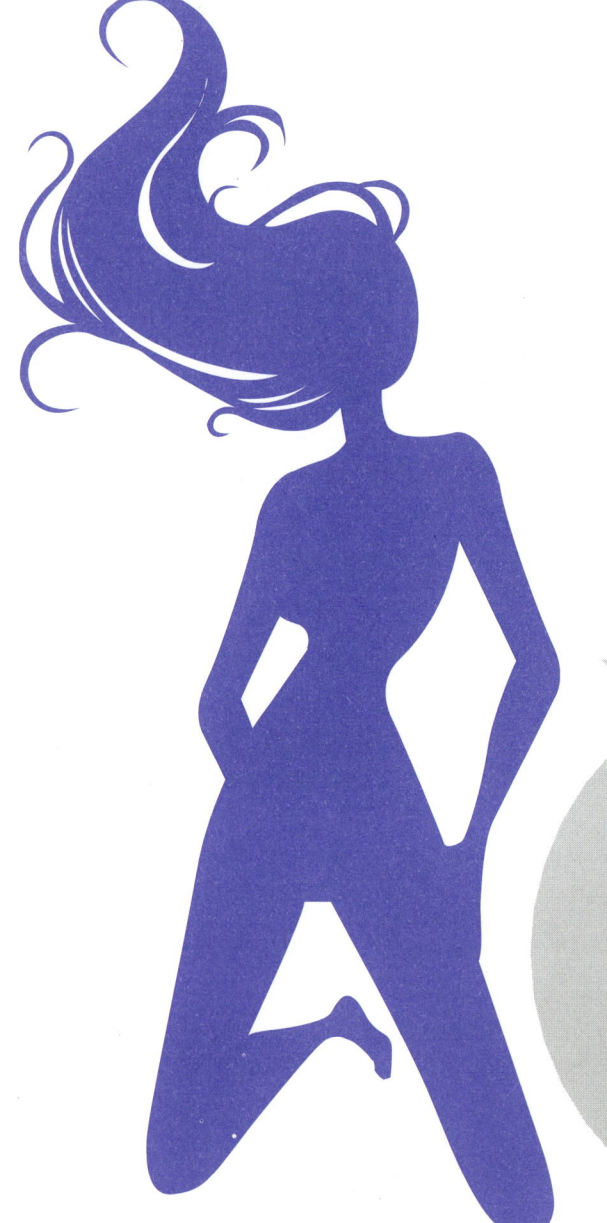

chapter 05 화 가라앉히기
chapter 06 걱정에서 벗어나기
chapter 07 실망감에서 벗어나기
chapter 08 박탈감에서 벗어나기
chapter 09 좌절감에서 벗어나기
chapter 10 죄의식에서 벗어나기
chapter 11 수치심 떨쳐버리기
chapter 12 외로움 떨쳐버리기
chapter 13 슬픔 떨쳐버리기
chapter 14 지루함에서 벗어나기
chapter 15 반발심 떨쳐버리기
chapter 16 보상받고자 하는
　　　　　　마음 다루기

감정 풀어주기

P·A·R·T 2

c·h·a·p·t·e·r·05
화 가라앉히기

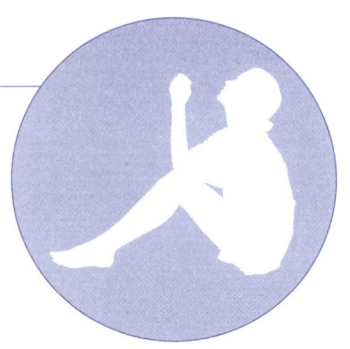

　화가 나서 불쾌하거나 심하게 긴장해 본 적이 있는가? 음식을 씹는 것으로 그 감정을 표현하더라도 그 감정을 없애버릴 필요가 있다는 것을 인식하고 있는가?
　물어뜯는 것은 우리의 가장 원초적인 욕구이며, 화가 났을 때 내재되어 있는 동물적인 본능은 적을 물어뜯기 위해 이를 사용하고자 하는 것이다.
　어떤 상황이나 사람에 대해 절대 화를 내지 말아야 한다고 생각하고 있는 자신을 발견한 적이 있는가?
　어떤 경우에는 누군가 자신을 꾸짖고 화내는 것과 같은 반응을 느끼는 것이 과식을 유발하는 신호가 되기도 한다. 또 어떤 경우에는 강한 화가 느껴지면 이로 어떤 음식을 깨무는 것 말고는 그 화를 표현하는 법이 없을 때 그것이 과식을 유발하는 신호가 되기도 한다.
　사람은 누구나 화를 느끼게 되어있으며 그것은 피해야 할 것이 아니라 받아들여야 한다. 화내는 것을 허용할 필요가 있고 그것은 건설적으로 표현하여야 한다. 감정풀이요법은 그런 태도를 가지도록 도와줄 것이다.

　M양은 항상 뭔가 일이 제대로 되지 않을 때 누군가에게 화가 나는 것이 불유쾌했다. 그녀는 조용해지려고 이들 감정을 하루에도 몇 번씩 억눌렀다. 속이 끓어오르는 화를 참는 방법은 쿠키와 아이스크림으로 배를 채워 넣는 것밖에 없었다. 가끔씩 비스킷도 마구 먹었다.

　무엇 때문에 그렇게 화가 났는지 물어보니 M양은 '모든 사람과 모든 것'이라고 대답했다. 그러나 그녀는 자신이 화를 표현할 권리가 있다고는 전혀 생각하지 않았다. 그녀는 정당한 불평이 있어도 화를 표현하면 문제가 생기거나 사람들을 멀어지게 한다고 단정했다.

　이런 두려움의 결과 '화를 느끼는 것은 나쁘다'라는 확신을 하게 되었고 자기 자신에게 "좋은 사람은 절대 화를 내지 않아"라고 말하게 되었다. 그러나 이런 생각은 모두 사실과 거리가 멀었다. 보통 사람들은 가끔씩 화를 느끼게 되고 다른 사람에게 교양 있고 생산적인 방법으로 그것을 표현하고 책임지는 것을 배운다.

　M양은 화를 표현하기보다는 감정을 억눌러 막는 것이 좋다고 생각했다. 이러한 생각과 행동 때문에 살이 18kg이나 쪘으며, 건강이 나빠지기 시작했다.

　M양은 화를 다스리는 감정풀이요법을 배워 화에 대하여 두드리기를 한 뒤 더 이상 화가 자신을 압도하지 않는다는 것을 알게 되었다. 그녀는 자신이 온당한 불평을 가끔씩 한다는 것과 별일도 아닌 것을 침소봉대한다는 것을 알았다. 그리고 거기에 맞게 행동할 수 있다는 것을 알았다. 그녀는 계속 감정풀이요법을 사용하면서 자신의 길을 가지 못할 때 생기는 언짢은 기분과 직장동료나 친구가 부적당한 방법으로 행동할 때 느끼는 정당한 화를 구별할 수 있게 되었다.

　이렇게 M양은 감정풀이요법을 사용하여 어찌할 수 없는 화를 성공적으로 해소시

컸고 과식으로부터 벗어나게 되었다. 몸무게는 그에 따라 줄어들었고 더 행복한 삶을 살게 되었다.

화내는 것이 두려운가? 화나는 감정을 인정하고 그 감정을 다루기 위한 건설적인 방법을 찾는 대신에 혹시 음식을 먹지는 않는가?

살찌게 만드는 음식을 먹고자 하는 욕구가 강하게 되었을 때, 그리고 화가 났을 때 누가 무엇이 화나게 만들었는지를 스스로에게 물어보고 감정풀이요법을 해당하는 사람과 일에 적용하면 매우 유익하다는 것을 알게 될 것이다. 그로 인해 얻는 이익은 막대할 것이다.

 화에 대한 감정풀이요법 확언

- □ 비록 화를 내고 있지만 내 자신을 깊이깊이 온전히 받아들이고 사랑한다.
- □ 비록 화가 나지만 평온해지고 자신감에 차 있겠다.
- □ 비록 이 상황에 너무 화가 나지만 그것을 없애기 위해 내가 할 수 있는 것에 초점을 맞추겠다.
- □ 비록 (   )에게 화가 나있지만 내가 화가 나있을 때 그 사람은 춤추고 있다는 것을 기억하겠다.
- □ 비록 화가 나지만 이것으로부터 좋은 것이 올 것이란 가능성에 문을 열어놓겠다.
- □ 비록 화가 나지만 그것을 다루기 위해 취할 수 있는 긍정적인 조치를 알아내겠다.
- □ 비록 음식을 먹어 화를 잠재우지만 평온하고 평화스러워지겠다.
- □ 비록 내 자신에게 화가 나서 과식을 하지만 내 자신과 멋진 친구가 되겠다.
- □ 비록 내 자신에게 화가 나서 과식을 하지만 내 자신을 완전히 용서하겠다.
- □ 비록 화가 두렵지만 우리 모두에게 효과가 있는 긍정적인 방법으로 화를 표현하겠다.
- □ 비록 내 자신에게 화가 나서 참을 수 없지만 화를 건설적인 방법으로 표현하겠다.
- □ 비록 내 자신에게 화가 나서 참을 수 없지만 내 자신의 모든 것을 받아들이겠다.

c·h·a·p·t·e·r·06
걱정에서 벗어나기

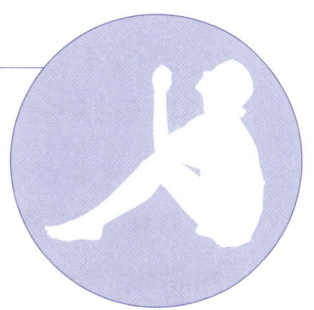

걱정은 육체적으로나 감정적으로 불쾌한 느낌으로 우리에게 영향을 미친다. 흔히 우리는 걱정이라는 불쾌한 감정으로부터 벗어나기 위해 뭔가를 하고자 한다. 그런데 뭔가를 하는 것이 상황을 더 악화시킬 수 있다. 입이 마르고, 손바닥이 땀으로 젖고, 심장 박동수가 빨라지고, 몸이 떨려 본 적이 있는가? 이런 것이 걱정의 전형적인 신호이다.

D씨는 직장에서 매주 많은 직원과 상사 앞에서 말을 해야 했다. 그런데 강단에 다가가면 땀이 보통 때보다 더 나고 몸이 휘청거리는 것 같은 느낌이 들고 머리가 어찔해졌다. 겨우겨우 말을 마치지만 D씨는 사람들에게 자신이 걱정 때문에 불안정한 모습을 보이는 것을 알고 있었다. 그것 때문에 해고될까 두려워한 적도 있었다.

힘겹게 연설을 마친 뒤에 D씨가 치르는 의식이 있었는데 그것은 엄청나게 대식을 하는 것이었다. 삐져나온 살을 감출 수 있었지만 성인 세 사람분의 식사를 하는 것이 정상이 아니라는 것을 잘 알고 있었다. D씨의 문제는 거의 최면에 빠진 것과 같은 상태에서 빨리 먹어 자신이 무엇을 하는지 잘 모른다는 것이었다.

감정풀이요법을 사용하면서 D씨는 처음으로 연설에 대한 걱정을 다스릴 수 있게 되었다. 몇 번 두드리기를 한 뒤에는 걱정보다 흥분된 마음으로 강단에 서게 되었다. D씨는 감정풀이요법으로 몇 가지 문제를 더 처리한 뒤 목소리를 낮게 하고 천천히 말하는 법을 배운 후 사람들 앞에서 말하는 일에 더욱 자신감을 가지게 되었다.

또한 혼자 대식하는 습관을 감정풀이요법으로 없앤 후로는 연설을 하고 난 뒤에도 편안해지고 긴장하지 않게 되었으며 정상적인 식사를 하게 되었다. 다른 때에도 필요 이상으로 음식을 더 먹는다는 것을 깨닫고 감정풀이요법으로 꾸준히 작업을 하여 점차적으로 자신의 감정에 영향을 미치는 내면의 혼란을 차분하게 만들었고 살을 쉽게 뺄 수 있게 되었다. 더 중요한 것은 사람들 앞에서 연설하는 것을 부끄럽게 생각하는 것이 아니라 자랑스럽게 여기게 되었다는 것이다.

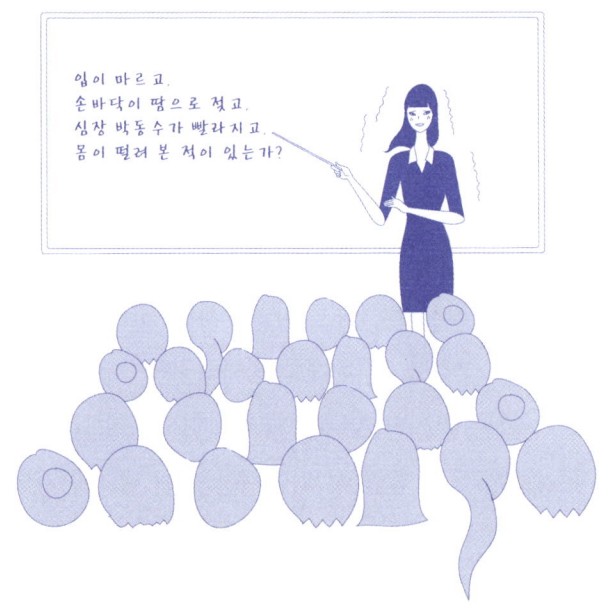

새롭고 더 생산적인 습관이 만들어지는 방법에는 여러 가지가 있다. 걱정에 대한 두드리기를 하면 걱정하는 마음이 사라지고 자신감에 차 있게 된다. 또한 자연스럽고 쉽게 음식 섭취를 조절할 수 있도록 도와준다.

걱정에 대한 감정풀이요법 확언

- ☐ 비록 걱정을 하고 있지만 내 자신을 깊이깊이 온전히 받아들이고 사랑한다.
- ☐ 비록 걱정을 하고 있지만 평온하고 자신감을 가지겠다.
- ☐ 비록 걱정을 하고 있지만 마음의 안정을 느끼겠다.
- ☐ 비록 걱정을 하고 있지만 오늘 대단히 즐거운 경험을 하겠다.
- ☐ 비록 걱정을 하고 있지만 마음이 편안해지도록 하겠다.
- ☐ 비록 걱정을 하고 있지만 근래에 일어난 기분 좋은 일 세 가지를 기억하겠다.
- ☐ 비록 걱정을 하고 있지만 현재 가지고 있는 좋은 느낌을 주시하겠다.
- ☐ 비록 걱정 때문에 과식을 하고 있지만 음식과 관계없이 행복을 느껴보겠다.
- ☐ 비록 먹지 않고서는 걱정을 조절할 수 없으나 그것을 쉽게 다루는 다른 방법을 찾아보겠다.
- ☐ 비록 먹지 않고서는 걱정을 조절할 수 없으나 감정풀이요법 두드리기를 하겠다.
- ☐ 비록 먹는 것이 나를 걱정하게 만들지만 내 몸에 맞는 것을 먹고 좋았던 때를 기억하겠다.
- ☐ 비록 과식이 걱정을 덜어주지만 내 자신에게 한 약속을 기억하겠다.
- ☐ 비록 걱정이 나를 압도하고 음식이 도움이 되지만 감정풀이요법이 나의 걱정을 다룰 수 있다는 것을 알고 있다.
- ☐ 비록 먹기 시작하면 걱정이 되지만 식탁에 있을 때는 차분해지고 편안함을 느끼겠다.
- ☐ 비록 일어난 일이 걱정되지만 차분해지고 자신감에 차 있고 여러 관점에서 그것을 바라보겠다.
- ☐ 비록 앞으로 일어날 일이 걱정되지만 차분해지고 확신을 가지고 걱정을 감정풀이요법으로 다스리겠다.

c·h·a·p·t·e·r·07
실망감에서 벗어나기

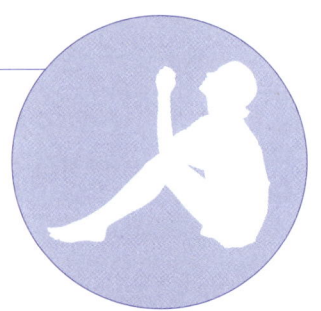

　실망을 하면 에너지가 많이 빠져나간다. 실망을 하거나 희망이 없으면 과식과 같은 해로운 행위에 빠지기 쉽다. 사람들은 삶이 희망적이고 안전하기를 갈구하지만 환경이 그것을 불가능하게 만드는 경우도 있다.
　E씨는 유능한 회사원이었으나 구조조정으로 인해 회사를 그만두게 되었다. E씨는 꾸준히 이력서를 내고 면접을 보았으나 몇 개월 동안 취직이 되지 않아 매우 실망하게 되었다.
　E씨는 실직한 후 오래 전의 습관인 과식에 의지하게 되었다. 이력서를 보낸 곳에서 응답이 없으면 자동적으로 음식을 찾게 되었다. 불합격 통지를 받게 되면 컴퓨터를 끄고 아이스크림을 먹었다. 몸무게가 늘고 있는 것을 알고 있었지만 자신이 뚱뚱하다는 것을 인정하지 않았다.
　그는 현실을 직시하지 않으면 더 실망하리라는 것을 어렴풋이 느꼈다. 그래서 감정풀이요법을 배우게 되었고, 실직에 대한 실망감과 무력감 때문에 유발되는 특정 음식에 대한 갈망을 감정풀이요법으로 처리하였다. 감정풀이요법을 실행하면서 먹는 습관이 극적으로 변화하기 시작했다.

그는 일에 대한 상황과 과식 문제를 매우 빠르게 처리하였다. 이제는 불합격 통지서를 받더라도 활기차게 산보를 한 뒤 이력서를 보낼 다른 회사를 물색한다. 감정풀이요법이 그에게 과식 습관을 없애고 현 상황에 대한 새로운 태도를 가지도록 도와준 것이다.

실망감에 대한 감정풀이요법 확언

- ☐ 비록 실망감을 느끼지만 내 자신을 깊이깊이 온전히 받아들이고 사랑한다.
- ☐ 비록 다이어트를 할 가치가 있다고 느끼지 않지만 한 번에 한 단계씩 해보겠다.
- ☐ 비록 실망감을 느끼지만 이것은 일시적인 느낌이라는 것을 명심하고 먹는 것으로 그 느낌을 존중하는 것을 거부한다.
- ☐ 비록 너무 실망해서 내가 하는 것이 차이를 만들어내지 않는다고 느끼지만 절제하는 상태에 있는 것에 만족하겠다.
- ☐ 비록 다이어트를 하는 것이 너무 번거롭지만 그것이 쉽게 되도록 하는 창조적인 방법을 찾아보겠다.

c·h·a·p·t·e·r·08
박탈감에서 벗어나기

아이러니하게도 다이어트는 과식을 유발할 수 있다. 사람은 좋아하거나 위안을 주는 음식을 박탈당하면 걱정하게 되거나 분노하게 된다. 그 결과 금지된 음식에 대

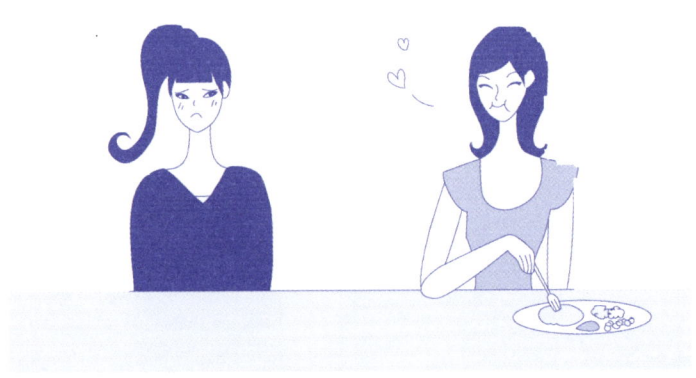

한 강한 욕구를 경험하게 된다. 그로 인해 과식을 하게 되는 것이다.

　박탈감으로 인한 과식, 이 다이어트의 역설적인 효과를 경험해 본 적이 있는가? 그렇다면 다음의 확언으로 하는 두드리기가 도움이 될 것이다.

박탈감에 대한 감정풀이요법 확언

- □ 비록 즐거움을 주는 음식을 박탈당하는 것이 두렵지만 내 자신을 깊이깊이 온전히 받아들이고 사랑한다.
- □ 비록 즐거움을 주는 음식을 먹지 못하는 것이 두렵지만 그것을 먹지 않고도 편안함과 만족감을 느끼겠다.
- □ 비록 다이어트를 할 때 박탈감을 느껴 반드시 먹어야 하지만 항상 선택할 수 있다는 것을 상기하겠다.
- □ 비록 박탈감이 두렵지만 현명하게 만족을 주는 다른 방법을 찾아보겠다.
- □ 비록 즐거움을 주는 음식을 박탈당하는 것을 거부하지만 내 자신과 한 약속을 존중하겠다.
- □ 비록 즐거움을 주는 음식을 박탈당하는 것을 거절하지만 어찌되었든 현명하게 먹겠다.
- □ 비록 다이어트 중에 박탈감을 느껴 먹지만 언제라도 멈출 수 있고 내 자신을 위해 건강한 선택을 할 수 있다는 것을 명심하겠다.
- □ 비록 즐거움을 주는 음식을 박탈당하는 것이 두렵지만 내 다이어트에 확신을 가지고 평온해지겠다.

c·h·a·p·t·e·r·09
좌절감에서 벗어나기

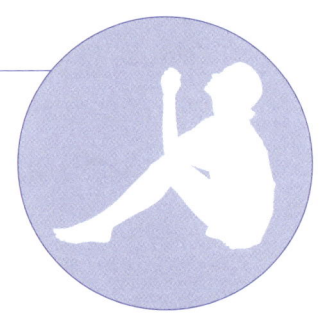

좌절감은 많은 문제를 야기할 수 있다. 좌절감을 극복하고자 할 때 어리석거나 유치한 행동을 하는 경우가 있다. 어떤 이유로 좌절감을 느껴 자신이 말하거나 행동한 것을 후회하고 있는 자신을 발견한 적이 있는가?

D씨는 종종 일 때문에 좌절감을 겪었다. 스케줄이 너무 빡빡했고 제시간에 일을 마칠 수가 없었다. 자신의 문제를 남의 탓으로 돌렸으나 일을 제시간에 마칠 수 있게 되지는 않았다. 그럴 때마다 D씨는 일이 끝난 뒤 술을 마시고 엄청나게 많은 식사를 하게 되었다. 식사를 마칠 쯤에는 마비가 되어 기분이 좋다고 했다. 하지만 배가 너무 불러 몸의 느낌을 알기 어려운 정도가 되었다.

D씨는 감정풀이요법을 시작하면서 자신의 행동을 분석하였다. 자기비판, 좌절감, 과식에 감정풀이요법을 사용하였다. 그는 두드리기를 하면서 일 때문에 생기는 무력감과 좌절감을 자신이 느끼고 싶어하지 않는다는 것을 알게 되었다. 또한 음식을 조절할 수 없다는 것을 느끼고 싶지 않았다.

그는 감정풀이요법을 좌절감 문제에 체계적으로 사용하면서 더 효율적으로 현명하게 일을 할 수 있게 되었다. 일이 끝난 뒤 사무실 책상에 조용히 앉아 그날 생긴 좌절감에 대해 두드리기를 했다. 두드리기를 마칠 때쯤이면 정상적인 배고픔이 느껴졌지만 예전처럼 가까운 식당에 가서 좌절감을 잊기 위해 배를 채울 필요는 더 이상 없게 되었다.

이처럼 감정풀이요법은 좌절감을 누그러뜨리는 데 매우 도움이 되며 내면의 평화를 가져다준다. 감정풀이요법은 다이어트를 제대로 수행하도록 도와주므로 살을 빼고자 하는 목적에 쉽게 도달할 수 있다.

좌절감에 대한 감정풀이요법 확언

- □ 비록 좌절했을 때 음식을 먹게 되지만 내 자신을 깊이깊이 온전히 받아들이고 사랑한다.
- □ 비록 좌절했을 때 음식을 먹을 자격이 있다고 느끼지만 일이 잘못되더라도 평화로움을 느끼겠다.
- □ 비록 좌절했을 때 음식을 먹지만 내 자신이 음식에서 벗어나 평온해지도록 하겠다.
- □ 비록 좌절했을 때 음식을 먹게 되지만 먹는 것에 대한 새로운 습관을 즐겁게 가지도록 하겠다.
- □ 비록 좌절감을 이겨내지 못하지만 먹지 않고 내 자신을 평온하게 만드는 법을 찾겠다.
- □ 비록 먹는 것은 잠시 마음을 달래주지만 살찌는 것이 고민거리라는 것을 인식하겠다.
- □ 비록 좌절했을 때 음식을 먹게 되지만 다이어트에 대해 평온해지고 자신감을 가지겠다.
- □ 비록 좌절했을 때 여전히 음식에 의지하지만 나를 기분 좋게 만드는 다른 것을 찾아보겠다.

c·h·a·p·t·e·r·10
죄의식에서 벗어나기

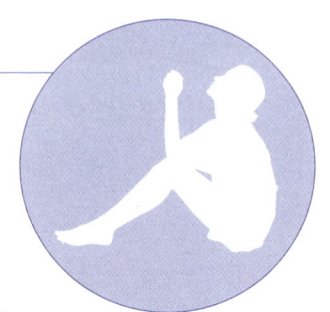

　자신이 한 말이나 행한 것 중 죄의식을 느껴 본 적이 있는가? 그렇다면 얼마나 오랫동안 그 죄의식이 자신을 괴롭혔는가? 그런 자신을 용서할 마음은 없는가?
　죄의식은 매우 강한 감정으로 과도한 행동을 하게 만들기도 한다. 죄의식 때문에 다른 사람에게 너무 친절하고 공손한 자신을 발견할 수도 있다. 또는 자신이 충분하지 않다고 생각하기 때문에 자신을 너무 압박하는 경우도 있다.
　P여사는 친구들에게 매우 성실하며, 헌신적인 어머니이며, 좋은 아내이지만 정작 자신은 다른 사람에게 충분히 잘한다고 생각해 본 적이 없었다.
　그런 감정이 드는 이유를 조사하여 보니 자신은 부모가 이혼하기 전 대학에 진학하였으나 나이어린 동생들은 이혼에 따른 트라우마를 겪어야 했던 것에 대해 죄의식을 갖고 있다는 것을 알게 되었다.
　P여사는 조카들에게 많은 선물과 돈을 보내 과도하게 보상하였고, 도움이 필요하면 여유가 없음에도 불구하고 자원하여 도와주었다고 한다. 그녀는 가족에 대한 깊

은 죄의식이 모두가 잠든 저녁에 과식을 하게 만든다는 것을 알지 못했다. 그녀는 자기 자신의 살이 빠지는 것을 방해함으로써 자신에게 벌을 가하였다.

불필요한 죄의식에 감정풀이요법을 사용하는 것은 P여사의 살빼기 문제에 대한 해결책으로 입증되었다. 그녀는 자신을 마비시키는 죄의식이 사라지자 어깨에서 무거운 것이 빠져나가는 것처럼 느껴졌다. 그리고 짜여진 식단표대로 먹을 수 있게 되었다.

P여사는 살이 빠지자 나타난 새로운 자신에 감동했다. 그녀는 전처럼 사람들에 대하여 뭘 꼭 해야 한다고 생각하지 않는다. 이제는 언제 책임을 져야 하는지, 언제 필요한지를 잘 선택할 수 있게 되었다.

감정풀이요법은 오래된 필요 없는 죄의식을 해소시키는 데 효과적인 도구이다. 자신의 죄의식을 다스려서 그것의 잘못된 영향력을 바로잡아 준다. 즉, 과식으로 자신을 벌하는 것을 멈추게 하여 삶에서 전진이 일어나게 한다. 또한 과식을 할 때 느끼는 죄의식도 해결할 수 있으므로 다이어트를 하기가 훨씬 더 쉬워질 것이다.

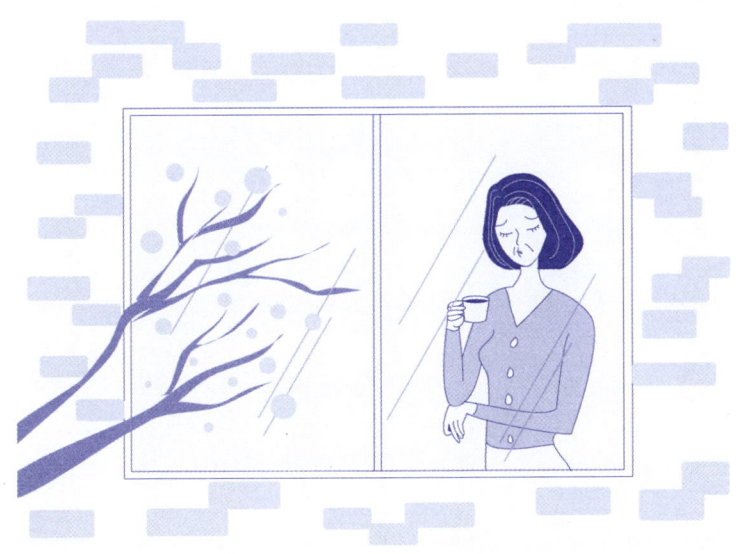

죄의식에 대한 감정풀이요법 확언

☐ 비록 과식하면 죄의식을 느끼지만 깊이깊이 온전히 내 자신을 받아들이고 사랑한다.

☐ 비록 과식했을 때 죄의식을 느끼지만 평온해지고 자신감에 차 있겠다.

☐ 비록 과식할 때 죄의식을 느끼지만 이제부터 식단을 주의 깊게 짜겠다.

☐ 비록 내 몸을 상하게 하는 것에 죄의식을 느끼지만 변화하는 것이 여전히 가능하다는 것을 알아가겠다.

☐ 비록 운동을 충분히 하지 않는 것에 죄의식을 느끼지만 새로이 쉽게 운동하는 방법을 찾아보겠다.

☐ 비록 과식하는 것이 나쁘다는 것을 알고 있기에 죄의식이 들지만 지금 당장 먹는 습관을 바꾸겠다.

☐ 비록 내가 좋아하는 음식을 사랑하는 것에 죄의식을 느끼지만 과거의 잘못을 용서하고 좋은 결정을 하겠다.

☐ 비록 음식을 몰래 먹는 것에 죄의식을 느끼지만 공개적으로 먹고 내 식단에 책임을 지겠다.

c·h·a·p·t·e·r 11
수치심 떨쳐버리기

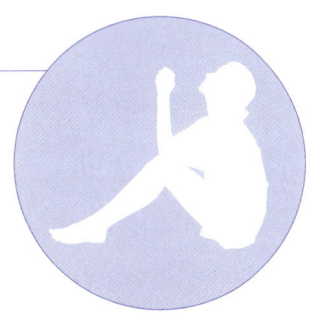

　수치심이란 부끄러움을 느끼는 마음을 말한다. 당신은 어떤 경우에 수치심을 느끼는가? 그럴 경우 어떠한 행동을 보이는가?

　일반적으로 사람은 수치심을 느낄 때 자신을 숨겨 안 보이게 하거나 존재하지 않는 척을 한다. 그리고 내면 깊숙한 곳에서 자신은 좋지 않고 긍정적인 주목을 받을 가치가 없다고 생각한다. 이렇게 자신에 대해 부끄러워하는 감정은 과식에 대한 충동을 유발한다.

　J군은 대학에서 활동적이지 않아 대부분의 시간을 컴퓨터 앞에 앉아 지내는 것을 부끄럽게 여겼다. 실외 활동을 좋아하는 다른 학생들과는 달랐으며 비활동적이어서 친구들에게 인기가 없었다.

　설상가상으로 대부분의 앉아있는 시간동안 사탕을 먹어 기분이 좋아지게 만드는 습관이 생겼다. 친구들이 밖으로 나가는 저녁시간에 먹는 사탕은 저조한 그의 기분을 상승시켰다.

4년이 지난 뒤 J군의 몸무게는 상당히 늘었고 강박적으로 음식을 먹는 자신을 더욱 부끄럽게 생각하게 되었다. 사탕에 빠져 컴퓨터 작업을 하는 동안 먹는 것을 멈출 수가 없었다. 컴퓨터 분석가로 좋은 직장을 얻어 월급을 많이 받게 되었으나 여전히 컴퓨터 작업을 할 때에는 사탕을 계속해서 먹어야 했다.

그러던 J군이 감정풀이요법을 사용한 뒤 처음으로 자신이 동료들하고 다르다는 것에 편안함을 느끼게 되었다. 또한 감정풀이요법을 사용하여 사탕에 대한 욕구를 억제하였다.

J군은 다른 사람들이 인정하는 자신의 특별한 특성을 인지함에 따라 부끄러움은 점차 사라졌고 단것에 대한 욕구를 처리함으로써 먹는 습관이 변화하기 시작했다. 천천히 조금씩 몸무게가 줄어들었다. 이것은 자신을 더 좋게 생각하게 만들었으며 악순환의 고리에서 벗어나게 되었다.

수치심은 건설적인 행동이 따르기 어려울 뿐만 아니라 어떤 상황에서도 도움이 되지 않는 감정이다. 체중이 많이 나가거나, 먹는 습관이 나쁘더라도 먼저 자신을 인정하는 것이 성공적으로 살을 빼기 위한 첫걸음이다.

자신에게 친절하고 자신을 용서하고 자신을 이해하는 자기 사랑이 중요하다. 그러면 좋아하는 음식을 기꺼이 버리게 되고 다이어트를 더 열심히 하게 되는 자신을 발견하게 될 것이다.

"나 자신을 어떠한 경우에도 사랑한다"라는 자신에 대한 긍정적인 태도를 확립하고 부끄러운 감정을 없애면 이것이 어떻게 작용하는지 보게 될 것이다. 올바른 확언을 가지고 두드리기를 시작하면 자신이 생각하는 것보다 훨씬 더 빨리 변화가 일어나게 된다.

수치심에 대한 감정풀이요법 확언

- 비록 내가 과체중인 것이 부끄럽지만 내 자신을 깊이깊이 온전히 받아들이고 사랑한다.
- 비록 내 체중이 부끄럽지만 평온해지고 자신감에 차 있겠다.
- 비록 몸무게가 많이 나가는 것이 부끄럽지만 내 자신의 장점을 인식하겠다.
- 비록 내가 뚱뚱해서 사람들이 쳐다본다는 것을 알고 있지만 나는 이것에 대해 완전히 다른 시각을 가지겠다.
- 비록 밖에 나갈 때마다 창피함을 느끼지만 내 자신의 장점을 중시하겠다.
- 비록 공공장소에서 창피함을 느끼지만 나보다 몸무게가 많이 나가는 사람이 우아하게 보였던 것을 상기하겠다.
- 비록 내 자신을 돼지로 보지만 내가 가진 다른 멋진 장점을 기뻐하겠다.
- 비록 내가 살이 찐 것이 부끄럽지만 이것을 바꿀 수 있는 방법을 찾아보겠다.

c·h·a·p·t·e·r·12
외로움 떨쳐버리기

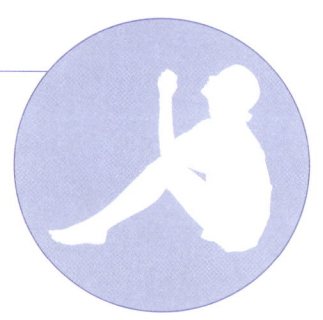

살아오면서 혼자이었거나 혼자라는 느낌이 든 적이 있었는가? 외로움은 견디기 힘든 감정으로 사랑하는 사람이 옆에 있어도 떨어져 있다고 느끼게 만든다. 외로움은 우리를 여러 면에서 공허감을 느끼게 만든다.

D군은 여자친구와 헤어진 뒤 깊은 외로움을 느꼈다. "홀로 있다는 것이 너무나 외로움을 느끼게 한다"라고 친구에게 자신의 감정을 설명했다.

그에게는 어떤 특징이 있었다. 여자친구와 헤어진 뒤 내면의 공허를 음식으로 채우고 있었다. 음식은 순간적으로는 도움이 되었으나 결국 다시 외로움을 느끼게 되었다. 처음에는 외롭다는 느낌을 인식하지 못했다. 그가 아는 것은 언제부터인가 자신이 더 많이 먹고 있고 그것이 충분하지 않다는 느낌뿐이었다.

점차적으로 D군은 매일 여자친구가 없다는 공허를 매우기 위해 폭식을 반복해서 하고 있다는 것을 깨닫게 되었다. 음식은 순간적으로 외로움을 차단시켰다. 그러나 그의 몸을 망치게 만들었다.

친구의 권유에 의해 D군은 외로움에 감정풀이요법을 사용하게 되었다. 그 결과 놀랍게도 과식은 자연적으로 멈추게 되었고 여자친구를 덜 그리워하는 자신을 발견하게 되었다. 그는 여자친구를 더 실제적으로 바라보게 되었고 자신에게 잘 맞는 누군가가 있을 거라는 생각을 하게 되었다.

A여사의 경우 몸무게가 너무 많이 나가 건강 유지를 할 수 없음에도 불구하고 좋아하는 아이스크림을 포기하는 것은 상상조차 할 수 없었다. 그녀는 "어찌되었든 아이스크림은 오랫동안 나의 가장 친근한 친구였다"라고 말했다. 그녀에게 아이스크림은 자녀들이 대학에 간 뒤의 외로운 기간에도 충성스러운 친구였다. 항상 그녀와 같이 하고 절대 떨어지지 않았다.

처음에는 자신이 아이스크림에 빠져드는 것을 좋아했다. 그러나 어느 순간 외로운 감정을 떨쳐버리기 위해 마구 먹고 있다는 사실을 알게 되었다. 집은 텅 비었고 가슴이 공허할 때 A여사는 냉장고로 달려가 아이스크림을 꺼내 스푼으로 퍼먹는 것 말고는 외로움을 채울 다른 방법이 없었다.

A여사는 감정풀이요법을 배워 사용하기 시작했다. 그녀는 하루 중 가장 외로움을 느끼는 때를 알아내고 그 공허한 느낌에 감정풀이요법을 적용했다. 감정풀이요법을 계속하면서 그녀는 집이 비어있어도 자신이 더 평안하다고 느끼게 되었다.

그녀는 외로움에 감정풀이요법을 사용하면서 점차적으로 음식을 외로움을 채우기 위한 목적이 아니라 몸이 활동하기 위한 영양을 공급하는 목적으로 사용하게 되었으며 자연스럽게 체중 조절의 문제도 해결되었다.

만약 자신에게 외로움이 문제라면 외로움에 대한 두드리기를 하고 음식에 대한 욕구가 어떻게 줄어드는지 관찰해 보라.

외로움에 대한 감정풀이요법 확언

☐ 비록 외로울 때 음식을 먹지만 내 자신을 깊이깊이 온전히 받아들이고 사랑한다.
☐ 비록 외로울 때 음식을 먹지만 평온해지고 확신에 차 있겠다.
☐ 비록 외로울 때 음식을 먹지만 속해있다는 따뜻한 느낌을 항상 가지고 있겠다.
☐ 비록 음식이 나의 최고의 친구지만 나는 완전함과 행복을 느끼는 다른 방법을 찾겠다.
☐ 비록 외로움을 없애기 위해 음식에 의지하지만 새로운 방식으로 사람들과 내 자신을 연결하기로 결심했다.
☐ 비록 음식이 버림받은 아픔을 잊게 해주지만 이 문제에 대한 더 나은 해결책을 찾아보겠다.
☐ 비록 버림받았다고 느낄 때 안전한 느낌을 위해 음식을 먹지만 그 안전한 느낌을 다른 방식으로 찾기로 결심했다.
☐ 비록 외로운 것이 두렵지만 새로운 멋진 친구를 찾아보겠다.

c·h·a·p·t·e·r·13
슬픔 떨쳐버리기

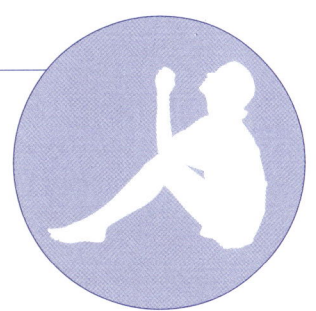

슬픔은 빨리 지나갈 수도 있고, 하루나 일주일 아니 그 이상 지속될 수도 있다. 슬픔은 어떤 생각, 사건, 비극과 연결될 수 있다. 뭔가를 상실한다는 것은 우리가 인생에서 직면해야 하는 한 부분으로 피할 수만 있다면 누구도 그 고통스러운 감정을 겪고 싶어하지 않는다.

슬픔에 빠졌을 때 과식을 하게 되는 사람도 있고, 그렇지 않은 사람도 있다는 것을 볼 수 있다. 슬픔을 느낄 때 먹는 것이 도움이 될 거라 생각하는가? 금방 식사를 했는데도 불구하고 냉장고를 쳐다보고 있는 당신을 발견한 적이 있는가? 무언가를 먹기 전에 자신이 슬픔이나 상실감에 빠져 있는지 살펴보라.

P씨는 14년 동안 기르던 개가 병들었는데 수의사의 권고로 안락사를 시키게 되었다. 그후에 그는 몇 주간 슬픔에 빠져 있었다. 친구들이 새 강아지를 기를 것을 권유하였으나 그는 오랜 친구였던 개를 그리워하며 상황은 더 나빠졌다.

어느 날 P씨는 자신이 얼빠진 상태에서 마구 먹는 것을 발견했다. 그는 감정과 먹는 것이 어떤 관계가 있다는 것을 알지 못했고 얼마나 먹었는지도 모르고 있었다. 바지가 꽉 끼는 것을 발견하고 나서야 그는 정신을 차렸고 애견을 잃은 상실감을 채우기 위해 음식을 먹는다는 것을 깨닫게 되었다.

인생을 살아가면서 생기는 슬픔에서 벗어날 수 있는 사람은 없다. 하지만 "슬픔의 새가 머리 위를 나는 것을 막지 못하지만 내 머리털 속에 둥지를 트는 것은 막을 수 있다"라는 격언처럼 소중한 무엇인가를 잃거나 떠나보낸 다음에 치유가 빨리 되도록, 평화를 되찾도록 자신을 도울 수는 있다. 또한 죽은 사람이나 동물에 대한 좋은 기억으로 마음을 채워 고통을 줄일 수도 있다.

만약 자신이 뚜렷한 이유 없이 먹고 있으며 상실감을 경험하고 있다면 자신의 느낌을 적어 슬픔을 구체적으로 확인해 보라. 친구 또는 애인과의 헤어짐을 슬퍼하는지, 자기를 이해해주는 가족이 없음을 슬퍼하는지, 전 직장동료를 그리워하는지, 세상을 떠난 사랑했던 사람을 그리워하는지 등등 여러 가지가 있을 것이다. 때로는 젊었을 때의 기억이 공허감을 유발할 수도 있다.

왜 슬픈지 확인하고 그러한 감정을 느끼도록 자신을 허용한다. 그리고 감정풀이 요법을 사용하여 그러한 감정들을 중화시키면 감정이 변화하게 되며 그 상실감을 다른 방식으로 처리하게 될 것이다. 감정풀이요법은 잃어버린 것에 대한 슬픔 대신에 그것에 감사하는 마음이 들도록 도와줄 것이다.

이런 방법으로 감정풀이요법을 사용하면 슬픔을 충분히 이겨낼 수 있으며 인생에서 어려운 시기를 헤쳐나가는 데 도움이 될 것이다.

슬픔에 대한 감정풀이요법 확언

☐ 비록 슬프지만 내 자신을 깊이깊이 온전히 받아들이고 사랑한다.
☐ 비록 슬픔을 느끼지만 평온해지고 자신감에 차 있겠다.
☐ 비록 슬픔을 느끼지만 먹는 것 대신 나를 즐겁게 만드는 건설적인 즐거움을 찾겠다.
☐ 비록 슬픔에 빠져 있지만 먹는 것만큼 신뢰할 수 있는 긍정적인 다른 것을 찾아보겠다.
☐ 비록 슬픔을 느끼지만 삶에서 있었던 격려를 기억하겠다.
☐ 비록 슬프지만 이 감정은 곧 지나갈 것이라고 믿는다.
☐ 비록 슬픔을 느끼지만 체중이 늘어 걱정을 더 하게 만드는 일은 하지 않겠다.
☐ 비록 기분이 울적하지만 삶에서 나에게 소중했던 작은 것을 인식하겠다.
☐ 비록 기분이 우울하지만 하루 중 즐거웠던 순간을 주시하겠다.
☐ 비록 슬픔을 느낄 때 먹어야 한다는 충동을 느끼지만 그것에 대처하는 좀더 건강한 방법을 찾겠다.
☐ 비록 음식이 슬픔이 덜하게 만든다고 생각하지만 기분이 나아지게 하는 긍정적인 방법을 찾아보겠다.
☐ 비록 슬플 때 먹을 권리를 가지고 있다고 생각하지만 내 자신에게 또 다른 더 건강한 대안을 주겠다.
☐ 비록 과거에 슬플 때는 항상 먹었지만 나의 영혼을 고양시키는 더 만족스러운 새로운 방법을 찾겠다.

c·h·a·p·t·e·r·14
지루함에서 벗어나기

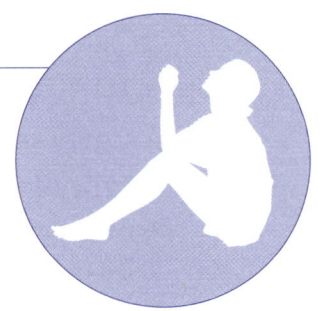

　지루함을 느끼거나 활력이 부족할 때 기분을 전환시키는 쉬운 방법 중 하나는 맛있는 과자를 먹는 것이다. 섭취 열량 계획표를 따르는 것이 따분하게 느껴질 때 먹는 즐거움을 위해 다이어트에서 벗어나기도 한다.

　A양은 직장을 찾아보는 중이었고 남자친구와는 헤어진 상태로 다이어트를 계속하기가 어려웠다. 그녀는 삶이 지루해지고 하루 종일 부엌에 있는 자신을 발견하게 되었다. 그녀의 삶에 근간이 되는 것이 없었으므로 그 때문에 다이어트가 실패할 것이라는 것을 알았다.

　A양이 선택한 다이어트 프로그램은 그녀가 바쁘게 일하고 있을 때는 잘 맞았다. 그러나 6주 동안 낮에 TV만 보고 빨래만 하니 하루 중 불규칙적으로 설탕에 대한 욕구가 비정상적으로 강해지는 자신을 발견하게 되었다. 자신을 기분 좋게 만들고자 할 때 집안에서 뭔가 자극이 될 만한 것을 찾았다.

　때때로 지루함이 다른 감정을 덮어버린다. 지루함을 느낄 때 침착하지 못하게 되는가? 과민해지는가? 좌절하는가? 피곤해지는가? 슬퍼지는가? 지루함이 범인이 아니라는 생각이 들 때 지루함 밑에 있는 진짜 감정이 무엇인지 관찰해 보라.

A양은 지루함과 갑작스러운 욕구에 감정풀이요법을 사용하였으며 또 다른 감정이 과식을 유발시키고 있는 것을 알게 되었다. 그 감정은 삶에 대한 실망감이었다.

그녀는 음식에 대한 욕구, 지루함, 실망감에 대해 감정풀이요법을 사용한 뒤 더 차분해지고 자신감을 가지게 되었다. 다이어트 계획에 포함되지 않은 음식에 대해서도 절제할 수 있게 되었다. 또한 이력서 작성에 더 많은 에너지를 쏟아 붓고 새 직장을 위해 전화를 거는 등 적극적인 태도를 갖게 되었다.

그녀의 음식에 대한 욕구는 감정풀이요법을 사용하면서 극적으로 해결되었고 지루함의 문제를 감정풀이요법으로 다룬 뒤에 다이어트 프로그램을 성공적으로 다시

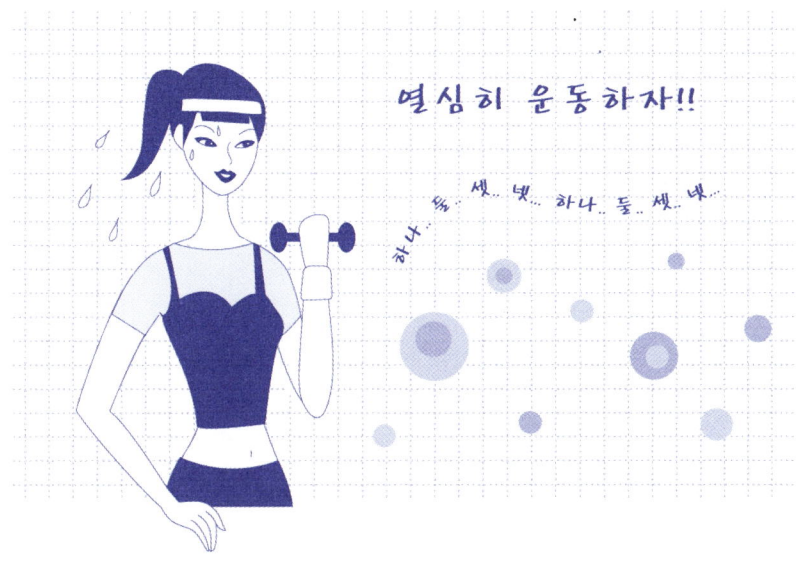

시작할 수 있게 되었다.

다음의 감정풀이요법 확언이 지루함에 대한 해결책이 되고 혼자서 하는 일이나 저녁에 하는 일에 자극을 주도록 설계되었다는 것을 알게 될 것이다.

 지루함에 대한 감정풀이요법 확언

- 비록 지루함을 느낄 때 음식을 먹지만 나는 내 자신을 깊이깊이 온전히 받아들이고 사랑한다.
- 비록 지루할 때 음식을 먹지만 평온해지고 확신에 차 있겠다.
- 비록 할 일이 없을 때 음식을 먹지만 내가 먹는 것은 실질적인 이유가 없다는 것을 깨닫겠다.
- 비록 할 일이 없을 때 음식을 먹지만 빈 시간을 채울 즐거운 취미를 찾아보겠다.
- 비록 할 일이 없을 때 음식을 먹지만 빈 시간을 채울 재미있는 계획을 세우겠다.
- 비록 원치 않는 일을 피하기 위해 음식을 먹지만 그것이 무엇이든지 간에 편안해지고 쉽게 되도록 하겠다.
- 비록 원치 않는 일을 피하기 위해 음식을 먹지만 내가 해야 할 일이 무엇이든지 간에 편안한 마음을 가지고 쉽게 풀어가겠다.
- 비록 어떤 것도 나에게 효과가 있어 보이지 않지만 아무것도 하지 않는 이유로 먹는 것을 그만두겠다.
- 비록 지루할 때 음식을 먹지만 음식을 먹지 않으며 휴식을 취하는 것에 익숙해지겠다.
- 비록 지루할 때 음식을 먹지만 대신에 친구를 부르겠다.
- 비록 지루할 때 음식을 먹지만 그럴 때는 항상 재미있는 활동을 하겠다.

chapter·15
반발심 떨쳐버리기

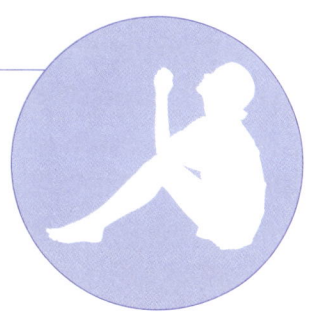

　전형적으로 좋은 사람이 된다는 것에 싫증이 난 적이 있는가? 뭔가 과감한 일을 해보고자 안달이 났던 적이 있는가? 반발심은 보통 사람 누구에게나 있는 성향으로 그 행동이 자신과 다른 사람에게 적대적이거나 해를 끼치지 않는다는 범위 내에서 성장의 일부로 볼 수 있다.
　P씨는 매일 아침 같은 시간에 같은 경로로 전철을 타고 출근해서 오후 6시에 집으로 돌아온다. 그는 매일 똑같이 반복되는 생활에 지쳐가면서 전형적인 남편, 모범적인 아버지, 완벽한 직장인이 되는 것이 싫어졌다.
　P씨는 부인과 아이들을 깊이 사랑했으나 너무 일찍 결혼한 게 부담스러웠다. 지금같이 대부금으로 집을 사고, 자동차 할부금을 갚아야 하고, 과외비를 걱정해야 하는 결혼생활을 하기 전에 좀더 와일드한 생활을 해보지 않았던 것을 후회했다. 그는 직장일에 매달리고 집안일에 신경을 써야 했으므로 자신을 위한 시간이 없었다.
　어느 순간 그는 늦게까지 안 자고 있으며 집에 돌아와서 잠들기 전까지 과식을 하

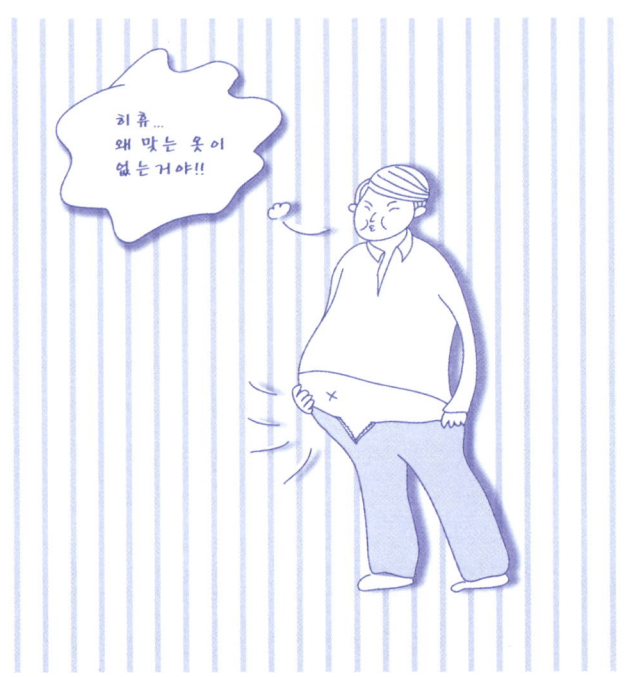

고 있는 자신을 발견하게 되었다. 체중이 늘어나는 게 보였고 생활습관을 바꾸지 않으면 곧 새 옷을 사야만 했다. 그는 자신이 반발하고 있다는 것을 알고 있었고 과식은 자유를 찾기 위한 좋지 못한 선택이라는 것도 알고 있었다. 그는 스낵에 대한 끊임없는 욕망에 묶여 사실 전보다 더 자유스럽지 못하다는 느낌이 들었다.

그러던 그가 감정풀이요법을 사용하자 즉시 자유스러워짐을 느꼈고, 부인과 자신을 위한 개인시간을 만들어내는 방법에 대해 의논하면서 일찍 한 결혼과 너무 빨리 자리 잡은 것에 대한 곤란한 점에 대해 말하게 되었다.

이렇게 감정을 표현하고 감정풀이요법을 사용하면서 그는 현재의 상황을 받아들이고 자신의 욕구를 더 만족시키는 방식을 찾게 되었다. 그 결과 과식을 통해 반발심을 표현하고자 하는 필요를 더 이상 느끼지 않게 되었다. 분별 있는 식사습관을 가지게 되어 몸무게는 줄어들었고 삶이 더욱 만족스럽게 되었다.

감정풀이요법은 과식이 다른 사람이 아니라 바로 자신을 손상시킨다는 것을 깨닫도록 도와주어 반발심을 갖도록 하는 강한 노여움을 그 시작부터 진정시킨다.

반발심에 대한 감정풀이요법 확언

- □ 비록 과식으로 앙갚음하고자 하지만 내 자신을 깊이깊이 온전히 받아들이고 사랑한다.
- □ 비록 과식을 하여 복수하고자 하지만 차분해지고 자신감에 차 있겠다.
- □ 비록 본때를 보여주겠다는 마음을 가지고 있지만 과식은 타인이 아니라 내 자신을 손상시킨다는 것을 인식하겠다.
- □ 비록 과식을 하여 그들에게 보복하지만 내가 먹을 때 그들은 아무 관계가 없음을 명심하겠다.
- □ 비록 나의 어떤 점이 나쁘다는 말을 듣는 것이 싫지만 과식이 아니라 감정풀이요법을 사용하여 화를 다루겠다.
- □ 비록 올바로 먹는 것에 대한 모든 규칙에 반항하고 싶지만 인내하고 나의 최고의 선을 위해 행동하겠다.
- □ 비록 앙갚음하기 위해 음식을 먹지만 살찌는 사람은 나라는 사실을 명심하겠다.
- □ 비록 내가 만만하지 않다는 것을 보여주기 위해 먹지만 나는 살찌고 그들은 좋은 몸매를 가진다는 사실을 마음에 새기겠다.
- □ 비록 반발심을 드러내지 않으려고 몰래 먹지만 나한테 가장 이득이 되도록 공개적으로 음식을 먹겠다.
- □ 비록 몰래 음식을 먹어서 내가 먹는 것을 숨길 수 있지만 체중은 숨길 수 없다는 사실을 명심하겠다.
- □ 비록 몸무게로 그들을 벌하지만 내가 바로 벌받고 있는 사람이라는 것을 마음에 새기겠다.

c·h·a·p·t·e·r·16
보상받고자 하는 마음 다루기

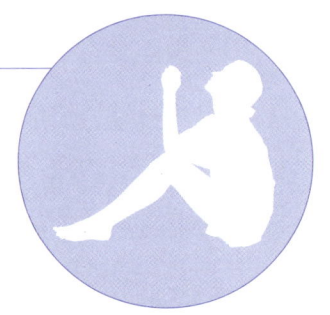

힘든 하루를 보낸 뒤 자신의 등을 두드리며 냉장고에 있는 아이스크림을 먹은 적이 있는가? 사람은 인정받지 못한다고 느끼거나, 힘겨울 때 어떤 형태로든 보상받고자 한다. 음식은 자신을 보상하는 가장 쉽고 빠른 방법이다.

L씨는 비서로 열심히 일하고 있었으나 회사일이 힘겨웠다. 회사의 모든 일이 끝난 뒤 보육원에 있는 아이들을 데리러 가고 남편이 오기 전에 집 안을 청소하고 허드렛일을 하고 식사준비를 해야 했다. 그런 생활이 계속되다 보니 그녀는 남편이 집안일과 아이들을 돌보지 않는 것에 매우 화가 났다. 남편은 자기가 먹여 살리는데 왜 일을 해야 하느냐는 생각을 가지고 있었다.

언제부턴가 그녀는 아이들과 남편이 잠든 뒤 캔디를 먹기 시작했고, 초콜릿과 단 음식을 먹으며 힘든 하루를 달래는 것이 자신을 보상하는 습관이 되었다. 그러나 일이 끝난 뒤 혼자만의 개인시간을 가지게 되는 때만 그렇게 했지 사람들 앞에서는 절대로 그런 식으로 먹지 않았다.

L씨는 감정풀이요법으로 자신이 품고 있는 분개심과 자기연민에 대한 작업을 시작했다. 분개심이 줄어들자 삶에 대한 더 나은 계획을 짜게 되었다. 자신이 재정리되고 내면의 평화를 느끼게 되자 음식으로 보상받고자 하는 욕구가 줄어들은 것을 발견했다.

　　새롭고 건강한 방식으로 자신을 보상하기 시작했다. L씨는 춤추는 것을 좋아해 음악을 틀어놓고 춤을 추었다. 그리고 남편에게 도와달라고 요청하여 짐을 덜 수가 있게 되었다. 마구 먹음으로써 자신을 보상할 수 있지만 그 순간뿐이고, 상황을 더 악화시키게 된다. 자신에게 보상하는 유용하고 좋은 방법이 여러 가지가 있다. 감정풀이요법은 이런 여러 보상방법이 정착되도록 도움을 준다.

　　예를 들면 요가, 스트레칭, 춤, 호흡법 같은 운동이 있을 수 있다. 또는 바닥에 편하게 누워 몇 분간 이완을 경험할 수도 있다. 아니면 좋아하는 책을 읽을 수도 있고, 친한 친구에게 연락을 할 수도 있다. TV에서 코미디 프로그램을 볼 수도 있다. 어떤 것이든지 간에 자기에게 보상해주는 것은 멋지게 작용할 것이다.

　　감정풀이요법은 보상이 필요할 때에 음식이 아닌 멋진 보상을 선택하도록 도와주므로 인생이 더 재미있어질 것이며 살을 찌게 하는 음식을 삼가게 될 것이다.

 보상받고자 하는 마음에 대한 감정풀이요법 확언

☐ 비록 보상받기 위해 먹지만 내 자신을 깊이깊이 온전히 받아들이고 사랑한다.
☐ 비록 나 자신을 보상하기 위해 먹지만 평온해지고 자신감에 차 있겠다.
☐ 비록 어려운 일을 했을 때 음식을 먹지만 다른 방식으로 내 자신을 보상하겠다.
☐ 비록 힘든 일을 한 뒤 먹는 것으로 내 자신을 보상하고 있지만 다른 좋은 방법을 생각해내겠다.

P·A·R·T 3

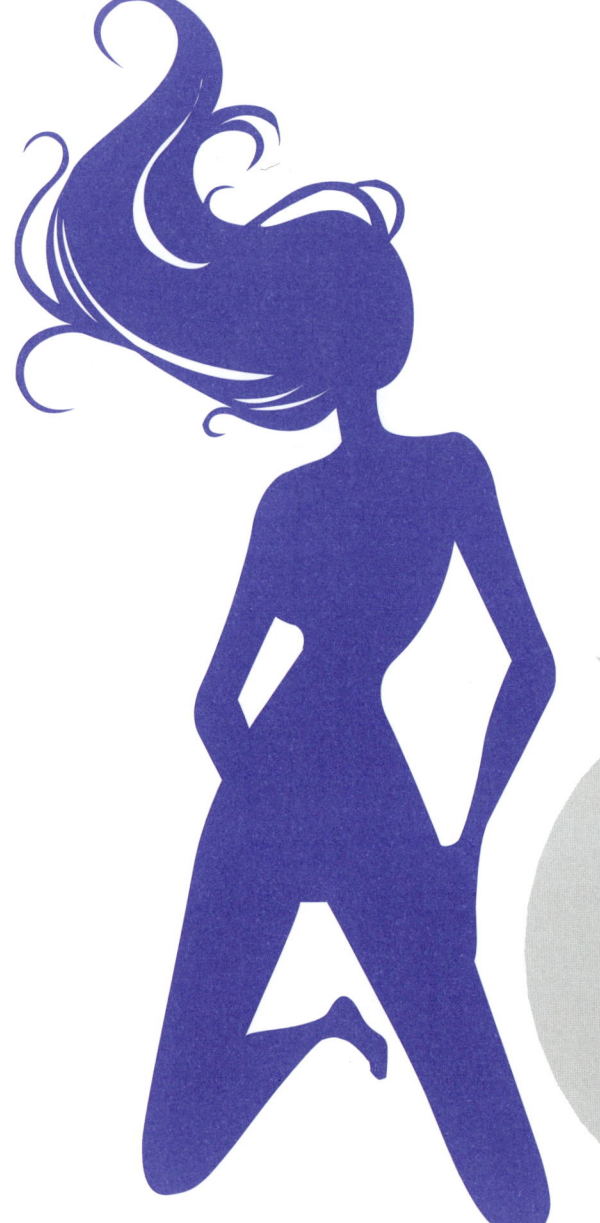

chapter 17 음식에 대한 욕구 조절하기
chapter 18 자신의 몸에 대한
 부정적인 이미지 극복하기
chapter 19 다른 사람과 함께 있을 때
 문제 해결하기
chapter 20 과식을 일으키는 상황 다스리기
chapter 21 자기 스스로를 방해하는
 부정적 태도에서 벗어나기
chapter 22 가족의 식사방식으로부터
 자유로워지기
chapter 23 살이 빠졌을 때 생기는
 문제 해결하기

살빼기를 방해하는 요인 없애기

P·A·R·T·3

c·h·a·p·t·e·r·17
음식에 대한 욕구 조절하기

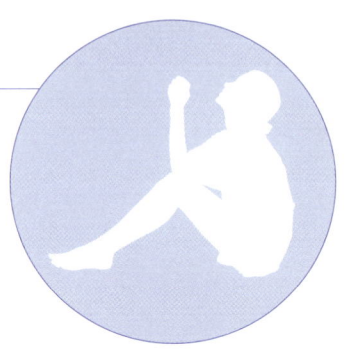

　다이어트를 지속하고자 노력하지만 저항할 수 없는 음식에 대한 욕구 때문에 좌절감에 빠지게 된다. 뭔가 단것을 먹고 싶은 욕망에 압도당해 본 적이 있는가? 과자를 먹는 자신을 통제하려고 했는데 굴복하고 만 적이 있는가?
　이러한 음식에 대한 강렬한 욕구는 육체적으로나 감정적으로 유발될 수 있다. 보통 육체적으로 그러한 욕구를 느끼는데 그러한 욕구가 생기도록 한 원인이 되는 감정이 중요하다.
　음식에 대한 욕구에 굴복하면 다이어트가 실패하게 된다. 왜냐하면 너무 많은 단것과 탄수화물을 먹게 되고 그 때문에 낙담하게 되기 때문이다.
　L양은 연초에 신년계획으로 초콜릿을 절대 먹지 않기로 마음먹었다. 그런데 그 다음 주에 파티에 갔더니 감질나게 하는 디저트가 있었다. 예쁘게 만들어진 초콜릿 케이크를 보자 그녀는 마음이 흔들렸다. 자신도 모르게 입에 침이 고이고 마음이 약해지는 것을 느꼈다.

그때 무슨 일이 일어났는지 알기도 전에 누군가 그녀에게 초콜릿 디저트를 권했다. 그녀가 멍한 느낌에서 깨어났을 때는 이미 그녀는 초콜릿 디저트 한 접시를 끝내고 더 먹기 위해 테이블에 돌아와 있었다.

음식에 대한 욕구를 이해하는 것은 그것을 억제하는 데 효과가 있다. 당신의 욕구가 마음속 깊이 있는 강한 감정 때문에 유발되기 쉽다는 것을 이해한다면 범인을 찾아내고 그것에 대해 뭔가를 할 수 있게 된다.

누군가와 논쟁을 벌인 뒤 스낵에 손을 뻗은 적이 있는가? 먹지 말아야 되는 케이크에 손이 갈 때 일이나 가족과의 갈등을 걱정한 적은 없는가?

L양은 직장동료와 상사가 있는 모임에서 자신이 얼마나 걱정을 하는지 알지 못했다. 그녀는 일에서도 불안감과 강한 압박감을 느꼈다. 이것을 깨닫고 그녀는 감정풀이요법을 음식에 대한 욕망과 모임에 대한 걱정에 대해 적용하고 나서 모임에서 과식하는 것이 줄어들었고 다이어트를 성공적으로 하게 되었다.

초콜릿이든, 과자이든, 아이스크림이든, 음식에 대한 강한 욕구가 생길 때에는 자신의 감정을 점검해 볼 필요가 있다. 입에 음식을 넣기 전 시간을 내어 어떤 감정을 느끼는지 자신에게 물어보는 것이 좋다. 그 다음 감정풀이요법을 자신의 욕구에 적용하면 그것이 사라지는 것을 경험하게 될 것이다.

감정풀이요법은 욕구가 있는 순간에 사용할 수 있는 멋진 테크닉이다. 파티나 모임에서 음식의 유혹에 버틸 자신이 없으면 잠시 나와 혼자 있을 수 있는 곳으로 가서 두드리기를 하여 욕망의 강도를 '0' 또는 '1'로 낮춘 다음 테이블로 돌아와 먹고 싶은 음식 앞에서 그 느낌의 차이를 경험해 보라. 두드리기를 통해 많은 자유를 누리게 될 것이다.

음식을 먹고자 하는 욕구에 대한 감정풀이요법 확언

- 비록 이런 억제할 수 없는 욕구를 가지고 있지만 내 자신을 마음속 깊이깊이 온전히 받아들이고 사랑한다.
- 비록 이런 억제할 수 없는 갈망을 가지고 있지만 평온해지고 확신에 차 있겠다.
- 비록 음식에 대한 욕구를 가지고 있지만 다이어트 식단에 있는 음식 중 정말로 맛좋은 것을 생각하겠다.
- 비록 단것에 사로잡혀 있지만 뭔가 재미있는 것을 하면 그 욕구가 사라지는 것을 기억하겠다.
- 비록 단것에 사로잡혀 있지만 며칠 동안 단것 없이 지내면 욕구가 사라진다는 것을 기억하겠다.
- 비록 단것이 갑자기 먹고 싶지만 단것 없이 차분해지고 기분 좋아지겠다.
- 비록 과식이 너무 하고 싶지만 그 대신에 만족감을 주는 육체활동에 전념하겠다.
- 비록 단것을 입에 넣지 않으면 집중할 수 없지만 단것에 한 발짝 벗어나 집중하고자 한다.
- 비록 지름 당장 뭔가를 먹어야 한다고 느끼지만 정말로 건설적인 결정을 하겠다.
- 비록 음식이 없으면 허전하지만 다른 즐거운 행동으로 나를 채우겠다.
- 비록 음식에 대한 생각을 멈출 수 없지만 내 자신의 생각을 통제할 수 있다는 것을 명심하겠다.
- 비록 너무나 먹고 싶지만 내가 원하는 것은 음식이 아니라는 것을 인지하겠다.
- 비록 음식에 대한 욕구 때문에 내 자신이 불완전하다고 느껴지지만 그 욕구도 인간적이라는 것을 명심하겠다.
- 비록 나를 채우기 위해 뭔가를 갈망하지만 내가 갈망하는 것은 음식이 아닌 다른 것이라는 것을 마음에 새기겠다.
- 비록 탄수화물을 무한정 먹지만 그것 없이 매우 행복을 느끼겠다.
- 비록 아무리 먹어도 충분하지 않지만 현재의 내 자신을 사랑하겠다.
- 비록 내가 충분하다고 생각하지 않지만 내 자신의 모든 것을 받아들이겠다.
- 비록 충분히 없다는 것이 두렵지만 침착해지고 현재 내가 안전하다는 것을 명심하겠다.

☐ 비록 배고픈데 손에 먹을 음식이 없는 것이 걱정되지만 안전함을 느끼겠다.
☐ 비록 좋아하는 음식의 냄새가 나를 미치게 하지만 그것에서 멀리 떨어져 있겠다.
☐ 비록 좋아하는 음식의 냄새가 나를 미치게 하지만 계획대로 먹는 내 자신을 자랑스럽게 생각하겠다.
☐ 비록 먹을 때 기분이 상승되지만 기분을 좋아지게 하는 다른 건강한 방법을 찾아보겠다.
☐ 비록 음식이 나에게 황홀감을 주지만 다른 건설적인 것을 하면서 기분이 좋아지겠다.
☐ 비록 무엇보다도 먹는 것을 좋아하지만 먹는 것을 대신하여 만족을 주는 유익한 대체물을 찾겠다.
☐ 비록 음식을 오락으로 이용하지만 그것을 대신하는 재미있는 오락물을 찾아보겠다.
☐ 비록 먹을 때 주위 환경을 전혀 의식하지 않지만 주위를 완전히 의식하여 올바른 결정을 할 수 있게 하겠다.
☐ 비록 먹을 때는 정신이 혼미하지만 특별히 내 자신을 의식하겠다.
☐ 비록 몸이 배가 부르다는 신호를 무시하지만 먹는 동안 여러 번 내 몸을 점검하겠다.
☐ 비록 마구 먹을 때는 모든 감각을 잃어버리지만 먹지 않으면 나를 괴롭히는 감정을 인식하겠다.
☐ 비록 음식을 마구 먹을 때 내 몸과 완전히 분리되지만 음식의 맛과 풍미를 즐거이 인식하겠다.
☐ 비록 내게 위안을 주는 음식에서 벗어날 수 없지만 차분해지고 만족을 느끼겠다.
☐ 비록 단것을 입에 넣고 싶지만 다른 방식으로 내 자신을 평온하게 만들겠다.
☐ 비록 마구 먹고 싶지만 평화로움과 만족감을 느끼겠다.
☐ 비록 마구 먹고 싶지만 내 자신을 뭔가 매혹적인 것으로 채워 넣겠다.
☐ 비록 단것으로 입을 가득 채우기 전까지는 집중할 수 없지만 평온하고 집중되어지는 다른 방법을 찾겠다.
☐ 비록 디저트가 없으면 허전하지만 다른 방식으로 내 자신을 보상하겠다.
☐ 비록 과식을 통제할 수 없지만 평온해지고 자신감에 차 있겠다.
☐ 비록 탐욕스럽게 먹고 싶지만 내가 진짜 배가 부를 때를 인지하고 그것을 즐기겠다.
☐ 비록 어떤 음식은 통제력을 잃어버리게 하지만 그것을 보았을 때 침착해지고 평온하고 편안함을 느끼겠다.

c·h·a·p·t·e·r·18
자신의 몸에 대한 부정적인 이미지 극복하기

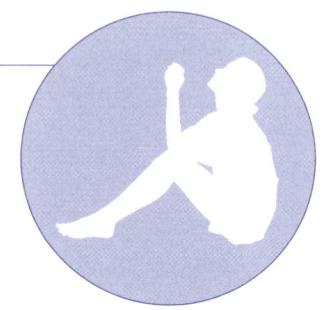

　자신의 몸에 대한 부정적인 이미지를 가지고 있으면 감정적으로 고통스러울 뿐만 아니라 많은 고민을 하게 된다. 뒷모습이 더 날씬해지고 위가 줄어들었으면 하는 바람을 가져 본 적이 있는가? 이런 생각은 과식을 하고 있는 사람들에게 일반적으로 나타나며 때로는 매우 간절하게 나타나는 경우도 있다.

　자기 몸에 대해 부정적인 생각을 가지고 있으면 왜 그렇게 자기를 미워하게 되었는지 확인해 보아야 한다. 누가 당신의 몸이 적당하지 않다고 말했는가? 언제부터 무슨 이유로 자신의 몸이 부정적으로 생각되었는가? 이와 같은 질문은 그 근본원인을 찾는 데 도움이 될 것이다.

　K양은 체중이 많이 나갔으나 옷으로 그것을 가려 다른 사람이 실제의 몸매를 볼 수 없게 하였다. 그녀는 일하러 가기 전 몸매를 감추기 위해 한 시간 이상의 작업이 필요했다. 살찐 게 안 보일 때까지 조이고 덮어씌우고 했다.

　K양은 일과가 끝난 뒤 옷을 벗을 때는 거울에 비치는 자기 모습에 절망하고 자기

혐오에 빠졌다. 그녀는 자신의 살찐 다리와 엉덩이가 싫었고, 얼굴과 턱에 살이 너무 많고 복부에 살이 자꾸 쌓이는 것이 불만이었다. 이런 생각과 감정에 빠져 그녀는 시간을 소모했으며 살을 빼려고 하는 노력을 방해하는 걸림돌이 되었다.

"배가 너무 나왔는데 어떻게 살을 빼려고 해? 그게 무슨 소용이 있어."

그런데 몸에 대한 부정적인 이미지에 대해 감정풀이요법을 사용하자 그녀의 생각이 바뀌기 시작했다. 자신의 불완전한 몸을 용서하게 되었고 다이어트를 꾸준히 하여 불필요한 살을 뺄 수 있게 되었다. 아무 희망이 없고 자기 비난만 하던 그녀는 체중 감량에 성공하고 나서 자신감 넘치는 여성으로 변모하였다.

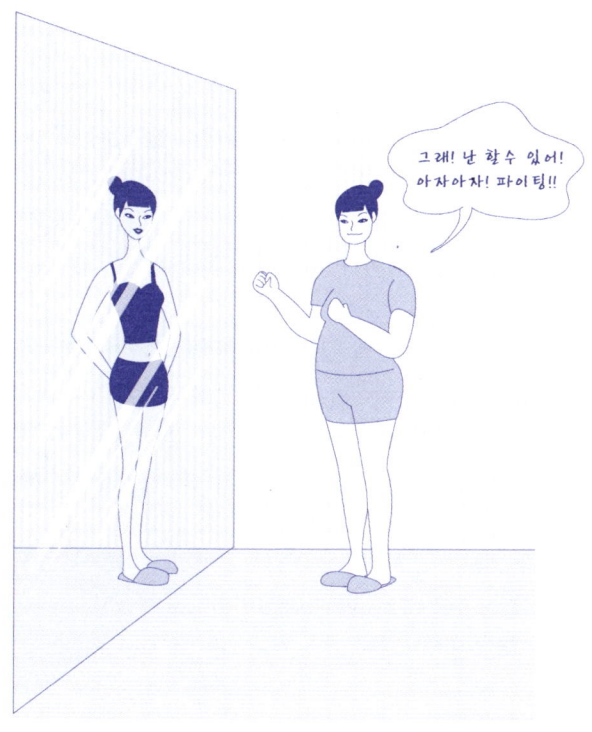

몸에 대한 부정적인 이미지를 극복하는 성공적인 방법은 먼저 불완전한 몸을 그대로 받아들이는 것이다. 감정풀이요법을 사용하여 있는 그대로를 받아들인다. 그렇게 수용적이 되면 몸과 협력하게 되고 그 결과 큰 노력 없이 쉽게 살이 빠지게 된다.

몸에 대한 부정적인 이미지를 극복하기 위한 감정풀이요법 확언

- 비록 몸무게가 많이 나가는 것이 너무 싫지만 내 자신을 마음속 깊이 온전히 받아들이고 사랑한다.
- 비록 내 자신을 바라보는 것이 싫지만 무조건적으로 내 자신을 깊이깊이 온전히 받아들이고 사랑한다.
- 비록 나의 몸매가 나를 메스껍게 만들지만 아무 비판 없이 내 자신을 깊이깊이 온전히 받아들이고 사랑한다.
- 비록 내 다리가 못생기고 통통하지만 내 자신을 깊이깊이 온전히 받아들이고 사랑한다.
- 비록 아랫배가 나오고 보기 싫지만 내 자신을 깊이깊이 온전히 받아들이고 사랑한다.
- 비록 내 몸을 숨기고 싶지만 아무 비판 없이 내 자신을 깊이깊이 온전히 받아들이고 사랑한다.
- 비록 뒷모습이 너무 살이 쪄서 모양이 없지만 내 자신을 깊이깊이 온전히 받아들이고 사랑한다.
- 비록 팔이 볼품없지만 내 자신을 깊이깊이 온전히 받아들이고 사랑하겠다.
- 비록 몸매가 볼품없지만 내 자신을 깊이깊이 온전히 받아들이고 사랑하겠다.
- 비록 돼지같이 느껴지지만 내 자신을 깊이깊이 온전히 받아들이고 사랑하겠다.
- 비록 살찐 것이 싫지만 내 자신을 깊이깊이 온전히 받아들이고 사랑하겠다.
- 비록 살찐 것이 싫지만 차분해지고 자신감에 차 있겠다.
- 비록 뚱뚱한 게 싫지만 내 자신을 깊이깊이 온전히 받아들이고 사랑하겠다.
- 비록 과체중을 항상 두려워했지만 과체중에 마음을 놓겠다.
- 비록 몸무게가 너무 많이 나간다고 느껴지지만 내 자신을 깊이깊이 온전히 받아들이고 사랑하겠다.
- 비록 내 자신이 다시 살찌는 것이 싫지만 내 자신을 용서하고 온전히 받아들이겠다.

c·h·a·p·t·e·r·19
다른 사람과 함께 있을 때 문제 해결하기

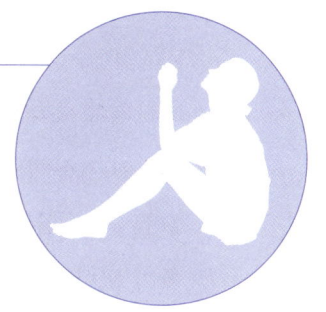

어떤 사회적 상황은 사람을 압박하는 경우가 있다. 비록 그 압박을 깨닫지 못하고 있더라도 좋은 어머니, 학생을 잘 돌보는 선생님, 지적인 사람 같은 역할을 하도록 되어있는 상황에서 벗어나기 힘들다면 편안함을 느끼지 못하는 경우가 많다.

어떤 상황에 처했을 때 의도한 것보다 더 먹는 자신을 발견한 적이 있는가? 불편한 감정에서 벗어나기 위한 방편으로 빨리 먹고 있는 자신을 발견한 적이 있는가?

파티에 초대받았을 때 어떻게 느꼈는지를 생각해 보라. 흥분되는가, 아니면 걱정스러운가? 파티에 온 사람들에게 신경이 쓰이는가, 아니면 자신에게 신경이 집중되는가? 앞으로의 대화가 걱정되지는 않는가?

새로운 사회 환경에 처했을 때 도전에 맞닥뜨리게 된다. 그럴 경우 내면 깊숙이 있던 불안감이 표면에 나타나지만 자신이 그러한지 느끼지 못한다. 불행히도 이러한 환경은 음식과 관련이 많으며 맛있게 차려진 음식을 걱정을 가라앉히는 데 사용하기 쉽다.

P씨는 아주 낙천적인 성격의 선생님으로 세 명의 아이를 키우고 있다. 그런데 그녀는 파티에 초대받았을 때 신경이 과민해지고 불안해졌다. 그녀는 뭔가를 해야지 안 그러면 거북해졌다.

그녀는 테이블 앞에 가서 뭔가를 손에 들고 있는 것이 습관이 되었다. 게다가 너무 빨리 먹어서 파티에 대한 걱정을 덜기 위해 먹고 있다는 것을 인식하기 전에 위가 거북하게 되는 적이 많았다. 그녀는 이웃 사람들과 모여 자연스러운 대화를 하는 것보다는 학생들을 가르치는 것이 훨씬 더 편했다.

P씨는 감정풀이요법을 시작한 뒤 조금씩 달라졌다. 파티에서 사람들에게 자신이 어떻게 반응하는지 신경을 쓰게 되었고 몇 번 두드리기를 한 뒤 그런 환경에서 더 차분해지게 되었다.

또한 먹는 습관에 신경을 쓰기 시작했다. 감정풀이요법은 그녀가 파티 음식을 먹지 않아 주인의 기대에 벗어나더라도 그것을 주시하는 사람은 자신뿐이라는 것을 깨닫는 데 도움을 주었다.

그녀는 곧 파티에서 편안해지기 위한 방법으로 음식을 먹는 것이 아닌 관심 있는 주제를 깊게 이야기할 사람을 찾는 것 같은 방법을 알게 되었다.

이 새로운 행동양식은 감정풀이요법을 사용하면서 확립되었고 파티에서 편안해지게 되었다. 그 결과 파티에서의 과식은 멈추게 되었고 다른 사람들이 과도하게 먹을 때에도 다이어트를 지키는 자신을 자랑스럽게 생각하였다. 그녀의 몸무게는 다이어트를 한 뒤 현저하게 줄어들게 되었다.

감정풀이요법은 모든 사회적 갈등에 대해 사용할 수 있고 어떠한 파티나 모임에서도 편안함을 느끼도록 도움을 준다. 감정풀이요법을 사용하면 어떤 상황에 있든지 분별 있고 우아하게 먹을 수 있게 된다.

모임이 있는 상황에 대한 감정풀이요법 확언

☐ 비록 사람들이 주변에 있을 때 다이어트를 지키는 것이 힘들지만 내 자신을 마음속 깊이 온전히 받아들인다.
☐ 비록 다른 사람과 함께 있을 때 다이어트를 지속하는 것이 힘들지만 평온해지고 확신에 차 있겠다.
☐ 비록 다른 사람이 옆에 있을 때 다이어트를 지속하기가 힘들지만 내 자신의 건강에 전념하겠다.
☐ 비록 사람들이 옆에 있을 때 다이어트를 지속하기가 힘들지만 목표 체중 달성을 이루겠다.
☐ 비록 주변에 사람이 있을 때 분별 있게 먹는 것이 힘들지만 내 목표를 의식하겠다.
☐ 비록 주변사람들이 좋아하는 음식을 마구 먹고 있을 때 분별 있게 먹는 것이 힘들지만 내 자신의 다이어트를 자랑스럽게 여기겠다.
☐ 비록 음식을 거부하여 초대한 사람의 기분을 상하게 만들고 싶지 않지만 나는 다이어트를 잘해 누구의 기분도 상하지 않게 하겠다.
☐ 비록 내가 먹지 않으면 사람들의 흥을 깬다고 느껴지지만 어찌되었든 즐거움의 일부가 되겠다.
☐ 비록 모임에서 불안할 때 음식을 먹어대지만 편안해지는 다른 좋은 방법을 찾아보겠다.
☐ 비록 사람들이 나에게 더 먹으라고 권하지만 다이어트를 계속하는 것을 자랑스럽게 생각하겠다.
☐ 비록 다른 사람처럼 먹지 않을 때 의기소침해지지만 다른 사람이 더 많이 먹을 수 있게 된다는 것을 상기하겠다.
☐ 비록 가족(친구)들이 자신들과 같은 방식으로 먹지 않는 것에 냉담한 반응을 보이지만 내 다이어트를 계속하는 것을 자랑스럽게 여기겠다.
☐ 비록 모임에 가면 불안하지만 다른 사람들과 함께 평온하고 이완되어 있는 것을 즐기겠다.
☐ 비록 사람들과의 교제를 피하기 위해 과식하지만 모임(파티)에서 차분해지고 자신감에 차 있겠다.
☐ 비록 파티 음식을 먹지 않아 사람들 눈에 띄는 것을 원치 않으나 나 말고는 누구도 그것을 주시하지 않는다는 것을 상기하겠다.

c·h·a·p·t·e·r·20
과식을 일으키는 상황 다스리기

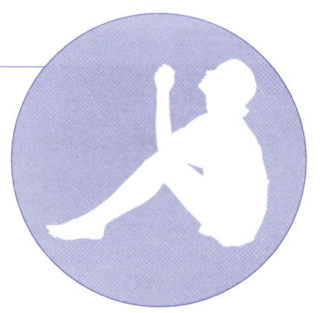

대부분의 사람들이 하루 중 같은 시간이나 같은 상황에 처했을 때 과식을 한다. 자신을 달래기 위해 하는 과식습관이 확실히 자리 잡게 되는데 그것은 어떤 감정이나 사건, 장소와 연관이 된다.

J씨는 늘 반복되는 일상생활에서 벗어나기 전까지는 다이어트를 성실하게 실행하였다. 그런데 도시를 떠나 여행을 갈 때는 다이어트를 쉬어야 한다는 생각이 들었고, 휴가기간에도 다이어트를 지키기가 힘들었다.

J씨는 휴가를 가거나, 친지를 방문하거나, 친구와의 여행을 떠나면 그것이 엄청난 대식을 유발한다는 것을 알게 되었다. 그녀는 심지어 음식을 숨겼으며 공항에서도 먹을거리를 많이 사서 비행기 안에서 먹었다.

최근의 휴가에서는 감자칩과 사탕을 가방에 가득 채웠다. 집을 떠나 자유가 느껴지면 그런 것들을 먹는 것으로 보상하고자 했다. 그녀는 다이어트에 너무 집착했는데 그것이 행동을 극단적으로 변화하게 만든다는 것을 인정했다.

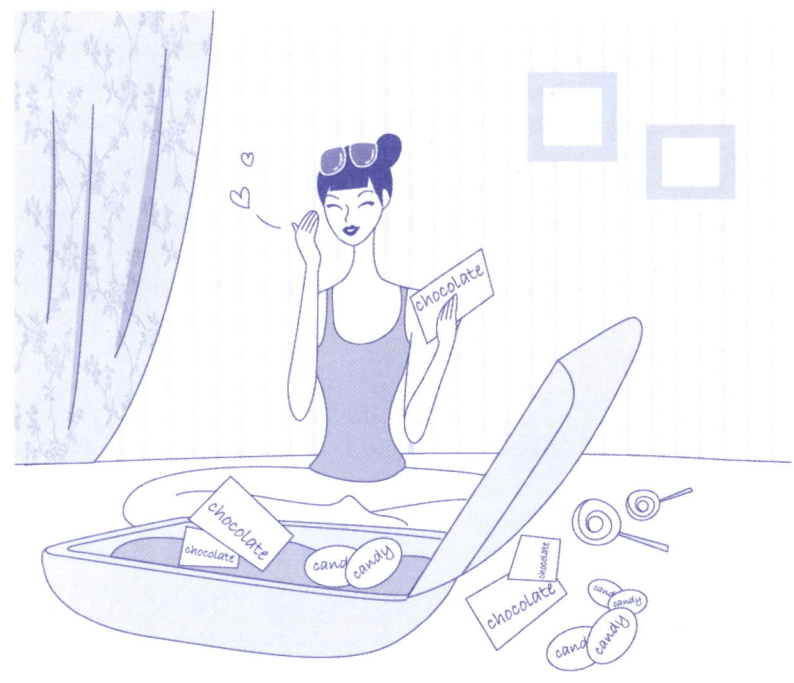

　감정풀이요법을 사용하면서 그녀는 다이어트와 휴가의 해방감을 분리시킬 수 있게 되었다. 그 결과 공항에서 가방에 과자를 가득 채우지 않고 처음으로 휴가를 가게 되었다.

　그녀는 주중에 너무 경직되게 하고 있는 다이어트도 바꾸었으나 몇 kg 정도만 살이 쪘다가 곧 살이 다시 빠져 원하는 체중을 유지할 수 있게 되었다. 옷이 몸에 잘 맞게 되었고 새로운 자유로움에 행복해 했다.

　하루 중 어떤 시간만 되면 과식을 하게 될 수 있다. 많은 사람들에게 저녁이 가장 힘든 시간인데 그런 시간을 감정풀이요법을 사용하여 중화시키는 것이 필요하다.

어떤 사람이 과식을 유발하게 할 수도 있다. 피곤함이 잘못된 식사를 하게 할 수도 있다. 텔레비전 앞에만 앉으면 바람직하지 못한 식사를 시작하는 사람도 있다.

음식을 먹게 만드는 요인이 무엇이든지 간에 감정풀이요법은 그것을 중화시킬 수 있다. 이 책에 소개되어 있는 여러 가지 확언 중에서 자신에게 필요한 것을 골라 두드리기를 해보자. 그것이 중화되었으면 다음의 과식을 유발하는 것에 대한 감정풀이요법 확언 중에서 자신이 원하는 것을 선택하여 두드리기를 한다.

 과식을 유발하는 것에 대한 감정풀이요법 확언

☐ 비록 많은 것들이 나의 과식을 유발하지만 내 자신을 마음속 깊이 온전히 받아들이고 사랑한다.
☐ 비록 많은 것들이 나의 과식을 유발하지만 편안함과 자신감을 가지겠다.
☐ 비록 화가 단것을 먹도록 유발하지만 화를 누그러뜨리기 위해 감정풀이요법을 사용하겠다.
☐ 비록 밤에 과식을 하는 습관이 있지만 밤에 즐거운 활동을 하도록 계획을 짜겠다.
☐ 비록 과식을 하는 나쁜 습관이 있지만 식단을 잘 짜고 그것을 지키겠다.
☐ 비록 너무 빨리 먹는 습관이 있지만 평화로운 분위기를 만들고 먹는 동안 느긋해지겠다.
☐ 비록 너무 빨리 먹지만 맛을 음미하면서 먹겠다.
☐ 비록 (   )가 과식을 하게 만들지만 그 사람과의 관계를 감정풀이요법으로 다루겠다.
☐ 비록 피곤하면 단것에 대한 욕구가 생기지만 즐겁고 휴식이 되는 활동을 하겠다.
☐ 비록 TV를 보면서 음식을 먹지만 TV를 보며 할 수 있는 재미있는 취미를 찾아보겠다.

chapter 21
자기 스스로를 방해하는 부정적 태도에서 벗어나기

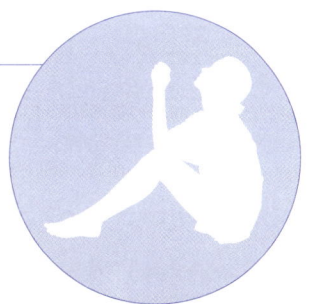

다이어트를 망치게 만드는 이유와 살을 빼는 노력을 방해하는 이유가 수도 없이 많은 것처럼 느껴진다. 다이어트를 잘하고 있는데 갑자기 계속하는 것이 어렵다고 느껴질 때가 있다. 이러한 감정은 정상적인 것으로, 감정풀이요법을 사용하여 다스릴 수 있다.

C씨는 의사와 상담하여 자신의 생활방식과 잘 맞고 건강에도 좋은 새로운 다이어트 프로그램을 시작했다. 그러나 2주 뒤 다이어트 규정을 약간 지키지 못하였다. 그녀는 다이어트를 완전하게 따르지 못한 자신을 미워하며 당황하게 되었다. 그녀는 살이 빠지고 있는 것이 확실하였고 에너지가 넘쳤으나 다이어트 규칙대로 정확히 따라하지 않았기 때문에 자신을 실패자로 여겼다. 이런 생각은 다이어트를 더 이상 못하게 만들었고 또다시 마구 먹게 되었다. 하지만 그녀는 불필요한 완벽주의와 실망감에 감정풀이요법을 사용함으로써 그러한 것으로부터 벗어날 수 있게 되었다.

H씨는 과식하는 자신을 매우 미워하였으며 그 미움은 잘못된 다이어트에서 회복

되는 것을 어렵게 만들었다. 과식을 한 어느 날 저녁 H씨는 우울해졌고 자신이 실패자처럼 느껴졌다. 심지어 자신을 어쩔 수 없는 사람이라 믿게 되었다. H씨는 이런 강한 감정을 감정풀이요법을 사용하여 극복할 수 있었고 다시 다이어트를 시작하게 되었다.

여러 가지 부정적인 태도는 살빼기를 방해할 수 있다. 자신이 부적당하고 가치가 없다는 감정은 자신이 매력적이고 날씬하게 보일 가치가 없다고 느껴지게 만들 수 있다. 또한 몸의 형태가 유전에 의한 것이라는 느낌은 다이어트를 해도 희망이 없다는 생각이 들게 할 수 있다. 이런 느낌, 자기 자신을 의심하는 감정, 자신에 대한 분노는 감정풀이요법으로 쉽게 치유할 수 있다.

 자기 스스로를 방해하는 부정적 태도에 대한 감정풀이요법 확언

☐ 비록 다이어트를 완전하게 하지 못하는 나 자신에게 화가 나지만 평온해지고 자신감을 가지겠다.
☐ 비록 과체중이 주는 안전을 포기할 수 없지만 날씬함이 주는 안전함과 행복감을 느끼겠다.
☐ 비록 내 자신을 나쁘게 생각하는데 익숙해져 있지만 오늘 평소와는 달리 내 자신에 대한 좋은 느낌을 즐기겠다.
☐ 비록 과식을 할 때 내 자신이 몹시 싫지만 내 자신을 용서하고 차분히 다시 정상 궤도로 돌아가겠다.
☐ 비록 다이어트를 하지 않는 내 자신에 화가 나지만 어찌되었든 내 자신을 받아들이고 내가 다시 다이어트를 하게 된다는 것을 믿는다.
☐ 비록 이런 체형을 물려받았지만 내가 원하는 길을 찾는 것에 대한 새로운 가능성을 발견하겠다.
☐ 비록 과식할 때 내 자신이 밉지만 정상 궤도로 침착히 되돌아가겠다.
☐ 비록 과식할 때 내 자신이 싫지만 내 자신을 용서하고 거기서부터 다시 가겠다.

chapter·22
가족의 식사방식으로부터 자유로워지기

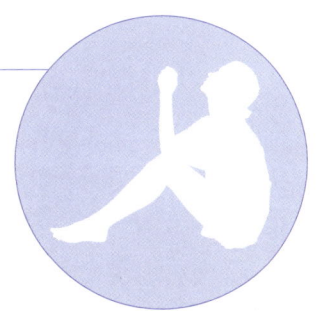

가족은 같이 살면서 서로를 닮아가게 된다. 그렇기 때문에 행동하고, 생각하고 말하는 방식을 가족으로부터 배우게 된다. 더욱이 자녀는 부모를 닮기 마련이므로 어려서부터 자연스럽게 배우게 되는 생활습관이나 식습관은 그것을 바꾸고자 단단히 결심하지 않는 한 어른이 되어서도 계속 유지하게 된다.

S양의 부모는 식사할 때 매번 싸움을 했다. 그녀의 부모는 아이들을 무시한 채 식사하는 동안 큰소리로 언쟁을 벌이곤 했다. 그럴 때마다 그녀는 음식을 빨리 먹어치우고 부모가 싸우는 것을 피했다. 그 결과 그녀는 음식을 씹지 않고 삼기는 데 능숙하게 되었다.

S양이 대학에 갔을 때 그녀의 친구들은 자신들이 한 그릇도 못 먹고 있는데 두 번째 그릇을 먹는 그녀를 보고 놀려댔다. 그녀는 친구들이 지적할 때까지 자신이 그렇게 먹는다는 사실을 알아채지 못하고 있었다.

그녀는 식사와 관련된 걱정 때문에 먹는 속도를 늦출 수가 없었다. 자동적으로 그

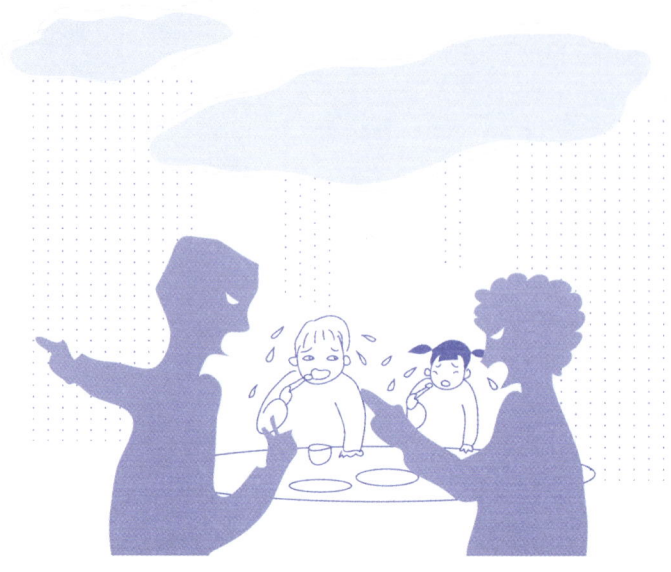

렇게 빨리 먹게 되었고 어떻게 조절할 수가 없었다. 그러나 지금은 감정풀이요법을 사용하여 먹는 속도를 늦추고 음식을 잘 씹어 먹을 수 있게 되었다.

  S양은 두드리기를 한 뒤 식사와 관련된 근원적인 걱정이 사라진 것을 알게 되었고, 먹을 때 차분하고 편안해질 수 있게 되었다. 그녀는 차츰 진짜 배고픈 것과 걱정 때문에 강박적으로 먹게 되는 것을 구분할 수 있게 되었다. 그녀는 적게 먹고 제대로 씹어 소화를 촉진하는 법을 배웠고 그로 인해 몸무게가 줄어들게 되었다.

  미처 알지 못하는 사이에 자녀들에게 영향을 주는 부모의 식사방식에는 여러 가지가 있다.

  먹고 싶을 때 마음대로 먹는 부모가 있다. 이것은 아이들에게도 같은 것을 해도 된다는 것을 마음에 심어준다. "부모가 하는데 왜 나는 못해? 나도 해도 된다"는 생각은 올바른 다이어트를 하는 것을 매우 어렵게 만든다.

부모가 당신을 편안하게 만들기 위해 음식을 주었다면 자신을 편안하게 만들기 위해 자기 자신에게 음식을 줄 수 있다. 또 부모가 숨어서 잘못된 음식을 먹었다면 당신도 그것을 모방한다.

부모가 아이들에게 선물로, 아니면 보상을 하기 위해 음식을 주었다면 현재 음식을 선물로 사용할 수 있다. 부모가 당신이 아팠을 때 "이걸 먹으면 좋아질 거야"라고 말하며 특별한 음식을 주었다면 아플 때마다 그 음식이 떠오를 수도 있다.

가족 행사는 엄청나게 많은 음식을 먹는 것과 연관이 되므로 아이들은 행사를 잘하는 것은 과식하는 것이라 생각하기 쉽다. 이밖에 건강한 다이어트를 지키려고 하는 아이를 경멸하는 부모도 있다. 이런 경우에 어른이 되어 다이어트를 하려는 노력에 어떤 영향을 미치게 될까?

이와 같이 가족 특히 부모의 식사방식은 제대로 된 다이어트를 하고자 하는 당신에게 영향을 미칠 수 있다. 다음의 감정풀이요법 확언은 당신이 가지고 있는 이러한 갈등을 제거하는 데 도움이 될 것이다.

🔵 가족의 식사방식에 대한 감정풀이요법 확언

- ☐ 비록 부모님이 음식을 올바르게 사용하지 못하는 것을 보았지만 나는 더 이상 부모님의 방식을 따라 할 필요가 없다.
- ☐ 비록 부모님은 자신들에게 과식을 하도록 허용했지만 나는 달라지겠다.
- ☐ 비록 아이 때 나를 편안하게 만들기 위해 음식을 받았지만 나는 다른 방식으로 그와 같은 편안함을 찾겠다.

□ 비록 내 가족이 마음을 평온하게 만드는 도구로 음식을 사용했지만 나는 그 방식에서 벗어나겠다.
□ 비록 내 부모님은 몰래 음식을 먹었지만 나는 음식 먹는 습관을 자랑스럽게 여기고 모두에게 공개하겠다.
□ 비록 내 가족이 음식을 선물로 주었지만 나는 음식이 아닌 다른 좋은 것을 선물로 주겠다.
□ 비록 내 가족은 내가 아플 때 특별한 음식을 주었지만 나는 건전한 방법으로 에너지를 충전하겠다.
□ 비록 내 가족은 "먹으면 기분이 좋아진다"라고 말했지만 나는 기분 좋아지는 것은 음식과 관계없는 것이라 여기겠다.
□ 비록 좋은 때는 음식이 있어야 한다고 배웠지만 나는 좋다는 그 자체를 즐기겠다.
□ 비록 친목을 도모하는 것은 항상 음식과 관계되지만 음식 없이 사회적 교류에 만족감을 느끼겠다.
□ 비록 어릴 때 음식을 사용하여 나를 조용히 시켰지만 이제는 더 현명하게 음식을 사용하겠다.
□ 비록 내 가족의 건강치 못한 식사습관이 방해가 되지만 건강한 선택에 익숙해지겠다.
□ 비록 내 가족이 음식에 대해 많이 이야기하지만 나는 다른 멋진 것으로 삶을 채우겠다.
□ 비록 내가 건강한 다이어트를 하면 가족이 나를 비웃지만 나는 내가 먹는 방식에 자부심을 가지겠다.
□ 비록 내 가족이 미래의 음식에 대해 끊임없이 이야기하지만 내 음식을 가지고 현재 이 순간에 살겠다.

chapter·23
살이 빠졌을 때 생기는 문제 해결하기

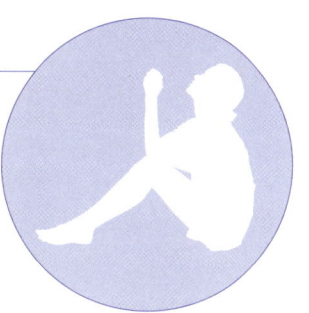

　살을 빼는 데 신경을 쓰지만 오랫동안 노력하여 마침내 살을 뺐을 때 생겨나는 문제에 대해서는 생각해보지 못했을 것이다. 그러나 "살이 빠지면 나빠지는 점은 무엇인가?" 이러한 질문을 해보면 거기에 대한 답을 찾게 될 것이다.

　어쩌면 엉뚱한 질문이라고 생각하는 사람도 있을 것이다. 살이 빠지면 사회생활에 어떤 일이 생길까? 친구나 가족이 당신의 성공을 부러워하고 질투하지는 않을까? 처리하기 힘든 주목을 받게 되지는 않을까? 이러한 것들을 한번쯤 생각해 볼 필요가 있다.

　J씨는 살을 빼기를 원하지만 자신이 날씬해지는 것에 대해 여동생이 질투하는 것이 두렵다고 했다. J씨는 여동생과 나이 차이가 많아 그녀를 돌보아 주는 입장이었다. 여동생도 과체중 때문에 많은 노력을 했는데 J씨가 새로운 다이어트 프로그램을 시작하면 불편해했다.

　J씨는 음식에 대한 욕구를 감정풀이요법을 사용하여 잘 처리한 뒤 이번에는 성공

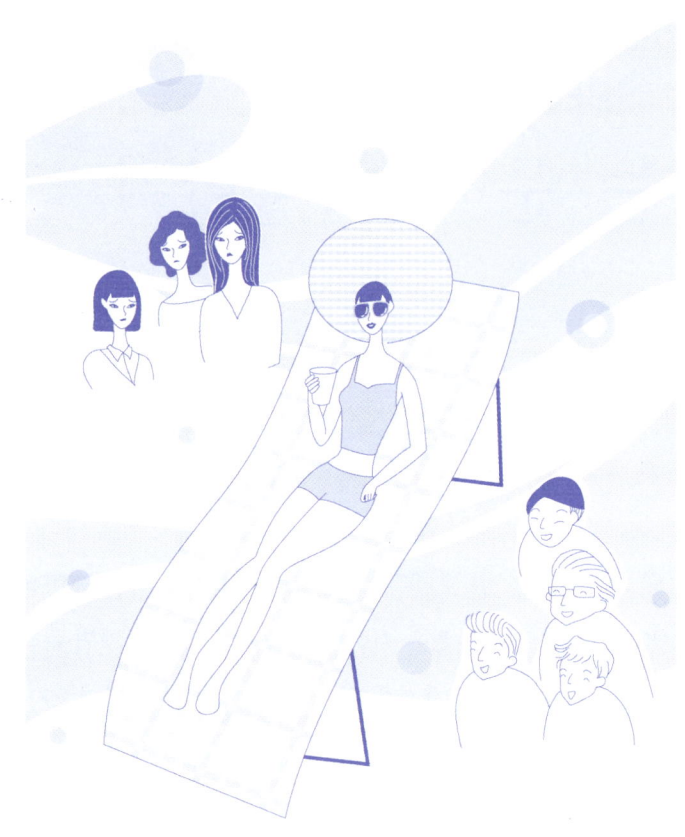

할 것이라는 것을 알았다. 그러나 살찐 그대로 머물러 있으라는 여동생의 압력을 처리할 수 있을지는 몰랐다. 여동생의 사랑은 절대적으로 필요했다. J씨는 여동생으로부터 사랑을 받아야 한다는 필요를 감정풀이요법으로 다루고 나서야 살이 빠지기 시작했다.

살을 뺀 뒤 이성으로부터 받게 되는 주목을 처리할 준비는 되었는지 자문해 볼 필요가 있다. H씨는 고등학교 시절 체중이 이상적이었고 몸매가 완전했으며 매우 자유분방한 성격이었다.

　그런데 H씨는 만약 그때의 몸무게로 돌아간다면 남자들의 접근을 거절할 수 없을 것 같아 두려웠다. 그리고 결혼생활에 계속 충실할 수 있을지 걱정되었다. 이 때문에 H씨는 의식적으로 자신의 다이어트를 방해했고 이 문제가 해결되고 나서야 살을 뺄 수가 있었다.

　L씨는 살을 빼면 다른 사람들이 자신에게 너무 많은 것을 기대할까봐 살을 빼는 것을 두려워했다. 그러나 이 두려움을 인정하자 왜 자신이 목표한 14kg 중 5kg 정도만 빼면 자기 자신이 다이어트를 방해하는지 이해할 수 있었다.

　L씨는 "비록 다른 사람들의 기대 때문에 살 빼는 것이 두렵지만 내가 날씬해졌을 때 불필요한 책임에서 매우 자유스럽다는 것을 느끼겠다"는 확언을 사용하였다. 살 빼는 것에 대한 두려움이 자신의 내면 깊숙이 자리 잡고 있는 것을 인식하고 매일 아침, 저녁으로 이 확언을 사용했는데 그 효과는 매우 놀라웠다.

　다이어트를 하는 도중에 살 빼는 것에 대한 두려움이 생기다면 다음과 같은 확언을 사용해도 좋다.

　"비록 사람들이 나의 성공을 질투하기를 원치 않지만 나는 나의 이상적인 몸무게를 가졌을 때 받는 사랑을 느끼겠다."

　"비록 다시 살이 찔 수 있기에 살 빼는 것이 두렵지만 내 자신을 깊이깊이 온전히 받아들이고 신뢰한다."

　여기서 "내 자신을 깊이깊이 온전히 받아들이고 신뢰한다" 대신에 "내 자신을 믿겠다"라고 할 수도 있다.

　자신이 살이 안 빠진 상태로 있는 게 좋은 점이 있는지 솔직하게 자기 자신에게 물어보라.

S씨는 살을 빼는 것이 절실하다고 말했다. S씨에게 살빼기를 멈추게 하는 것이 무엇인지 물어보자 주머니 사정이 좋지 않아 새 옷을 살 여유가 없다고 대답했다. 기존의 옷은 이미 수선을 많이 해서 고쳐 입기가 곤란했다. S씨는 새 살빼기 프로그램을 시작하기 전에 경제적으로 안정될 때까지 기다려야 한다고 생각했다.

C씨는 살이 안 빠진 상태로 있을 때 좋은 점을 이렇게 말했다.

"살이 안 빠진 상태로 있으면 사람들이 나에게 아무것도 기대하지 않을 것이다. 나는 살이 빠지는 것이 두렵다. 모두가 내가 처리하기 힘든 다른 것도 바꾸기를 기대할 것이다."

자신이 미처 깨닫지 못했던 두려움의 실체를 알았다면 그것을 해결하기 위해 감정풀이요법을 사용할 수 있고 새롭게 변모하는 길로 나아갈 수 있다.

 살이 빠졌을 때 생기는 문제에 대한 감정풀이요법 확언

☐ 비록 마음속으로 살을 빼는 것을 두려워하지만 내 자신을 깊이깊이 온전히 받아들이고 사랑한다.
☐ 비록 마음속으로 살을 빼는 것을 두려워하지만 차분해지고 자신감에 차 있겠다.
☐ 비록 마음속으로 이상적인 체중에 도달하는 것을 두려워하지만 이상적인 체중이 안전하다는 것을 느끼겠다.
☐ 비록 완전한 몸무게를 유지하지 못할까 두렵지만 이번은 다르다는 것을 알고 있다.
☐ 비록 마음속으로 살이 빠지는 것이 두렵지만 살을 쉽게 빼고 날씬한 것이 안전하다는 것을 느끼겠다.
☐ 비록 넉넉한 체중이 주는 안전함을 포기할 수 없지만 이제는 날씬한 몸에서 안전함을 느끼겠다.
☐ 비록 넉넉한 체중이 주는 안전함을 포기할 수 없지만 몸무게가 나를 안전하게 만들지

않는다는 것을 명심하겠다.
- □ 비록 살을 빼었을 때 사람들에게 주목받는 것이 부담스럽지만 편안함과 안전함을 느끼겠다.
- □ 비록 날씬해지면 쏟아질 성적인 관심이 두렵지만 무엇이 일어나든지 통제할 수 있다는 것을 명심하겠다.
- □ 비록 사람들과 거리를 두기 위해 체중을 사용하지만 다른 사람들과 함께 있으면 편안함을 느끼는 새로운 방법을 찾겠다.
- □ 비록 살이 빠지면 내 정체성을 잃지만 날씬한 것이 얼마나 편안한지 느껴보겠다.
- □ 비록 살이 빠지면 다른 사람들이 시기하는 것이 두렵지만 그들을 위한 역할 모델이 되겠다.
- □ 비록 남성이 두렵고 체중이 남성을 멀어지게 하지만 내 자신인 것에 안전함과 자유로움을 느끼겠다.
- □ 비록 섹시하게 보이면 안 된다는 말을 들었지만 어떤 체중에서도 알맞다고 보여질 수 있다는 것을 마음에 새기겠다.
- □ 비록 나를 보호하기 위해 체중을 사용하지만 그것 없이도 안전함을 느끼겠다.
- □ 비록 내가 날씬해졌을 때 사람들이 질투하는 것이 두렵지만 그들을 위한 역할 모델이 되겠다.
- □ 비록 그들이 내가 성공하기를 원치 않지만 내 성공에 안전함을 느끼겠다.
- □ 비록 살을 빼어도 새 옷을 살 여유가 없지만 날씬한 몸에 맞는 새로운 옷을 만들 창조적인 방법을 찾겠다.

P·A·R·T·4

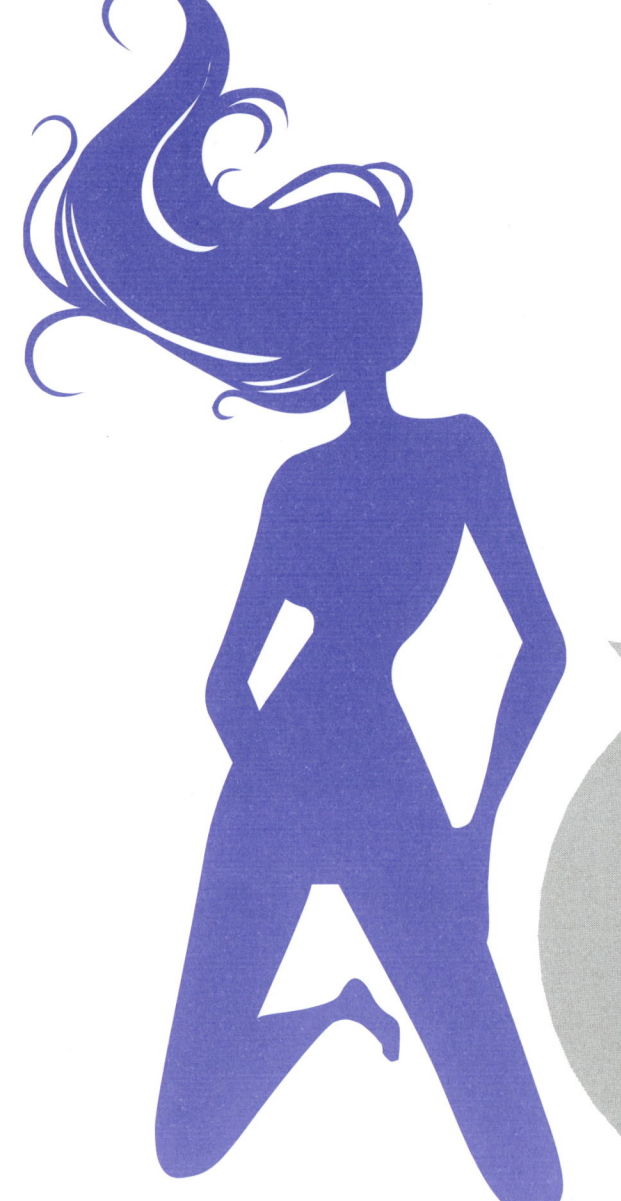

chapter 24
Q&A로 알아보는 감정풀이요법의 활용

chapter 25
자신만의 감정풀이요법 만들기

chapter 26
감정풀이요법의 살빼기 성공사례

감정풀이요법 활용하기

P·A·R·T 4

c·h·a·p·t·e·r·24
Q&A로 알아보는 감정풀이요법의 활용

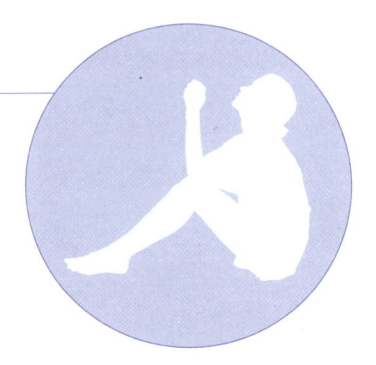

Q 감정풀이요법은 안전한가

안전하다. 부작용이 보고된 적이 없다.

Q 감정풀이요법은 다른 테크닉과 결합하여 사용할 수 있는가

감정풀이요법은 매우 유연성이 있다. 많은 사람들이 감정풀이요법을 다른 힐링 테크닉과 섞어서 사용한 뒤 결과가 좋아졌다고 말한다.

최면 테라피스트는 시술받는 사람이 각성상태에 있을 때 감정풀이요법을 사용하고, EMDR 전문가는 EMDR 과정 중에 감정풀이요법을 집어넣어 사용한다. 마사지 테라피스트, 레이키 프랙티셔너, 침술사, 카이로프랙틱사, 최면 및 모든 힐링 프랙티셔너가 감정풀이요법을 자신의 테크닉과 혼합하여 사용하고 있다.

감정풀이요법을 그대로 정확하게 사용하는 사람도 있고 타점, 확언, 단축 과정을 자신에게 맞게 수정해서 사용하는 사람도 있다. 그리고 의도를 가지거나 상상을 하면서 두드리는 대신에 그냥 만지기만 하는 경우도 있다. 재미있게도 그렇게 해도 효과를 보고 있다.

또 많은 사람들이 감정풀이요법을 가져다가 조금 변화시켜 다른 이름으로 부르고 있기도 하다. 이들 버전의 밑바닥에는 공통되는 것이 있는데, 그것은 신체의 에너지 시스템의 균형을 잡아주며 문제에 집중한다는 것이다. 모든 버전이 여기서부터 시작한다.

감정풀이요법은 융통성이 있고 비용이 거의 들지 않기 때문에 많은 사람들이 힐링을 시작하는 시발점이 되고 있다. 그렇다고 감정풀이요법이 초심자만을 위한 것은 아니다. 초심자나 마스터나 피아노를 연주할 수 있으나 음악의 질은 숙달 정도에 달려 있는 것과 같다.

Q 감정풀이요법이 효과를 보기 위해서는 항상 두드려주어야 하는가

아니다. 많은 사람들이 두드려서 훌륭한 결과를 얻고 있지만 효과를 보기 위해 꼭 두드려야 하는 것은 아니다.

심리학자 존 디폴드(John Diepold) 박사는 감정풀이요법의 타점을 자극하는 'TAB(Touch and Breath)'라는 기법을 만들었다.

이 기법은 단지 손가락으로 각 타점을 지그시 누르면서 수용확언이나 연상어구를 말하면 된다. 조용한 방법을 좋아하는 사람에게 아주 좋은 방법이 될 수 있다.

Q 감정풀이요법을 아이에게 사용할 수 있는가

아이들에게 사용해도 매우 효과가 좋으며 유아에게도 사용할 수 있다. 아이들에게 타점을 놀이식으로 알려 주고 게임하는 식으로 즐기며 할 수 있다. 또는 마술로 소개할 수도 있다.

다만 확언은 아이들에게 맞게 수정할 필요가 있다. 예를 들어 수용확언의 뒷부분을 "내 자신을 깊이깊이 온전히 받아들이고 사랑한다"에서 "나는 멋진 아이(소년, 소녀)이다"로 바꿀 수 있다.

Q 감정풀이요법을 동물에게 사용할 수 있는가

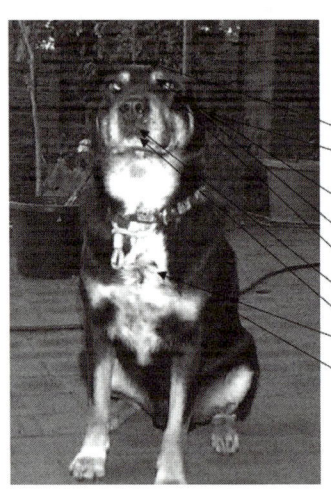

1 정수리
2 후두골
3 눈썹
4 눈 옆
5 눈 밑
6 코 밑
7 아랫입술
8 쇄골
9 겨드랑이 아래

감정풀이요법은 동물에게 사용할 수 있으며 대단한 성공을 거둔 사람도 있다. 특히 고양이, 개, 말 같은 동물이 잘 반응을 한다고 한다.

감정풀이요법을 동물에게 사용하기 전에 먼저 동물과 신뢰감 형성이 되어 있어야 하고 이해를 해야 한다. 그리고 부드럽고 편안한 목소리로 확언을 동물에게 말하면 된다.

이 경우 "깊이깊이 온전히 받아들인다"는 말보다는 "사랑한다"고 말하는 것이 논리적이다. 동물들은 정확한 단어의 뜻은 이해하지 못하더라도 의미는 감지하는 것으로 보여진다.

타점은 주로 눈썹, 눈 옆, 눈 밑, 겨드랑이(앞발의 윗면) 등을 사용한다. 동물은 타점을 두드리는 것보다는 부드럽게 문지르거나 쓰다듬는 것이 차분하게 만드는 작용을 한다고 경험자들은 말한다. 그리고 두드리는 것은 위협을 가하는 신호가 되거나, 동물을 짜증나게 만들 수 있음을 알아두기 바란다.

Q 감정풀이요법은 효과가 얼마나 지속되는가

감정 치유는 대부분 효과가 오래 지속된다. 그런데 이것은 지침에 따라 감정상의 사건을 잘 처리했을 경우이다. 다시 감정상의 문제가 돌아왔을 때는 다음의 3가지 경우일 수 있다

첫째, 돌아온 감정이 처리하지 않은 다른 문제(양상)이다.

둘째, 원래 문제가 너무 포괄적으로 다루어져 문제의 일부만 정리되었다.

셋째, 문제의 원인이 에너지 독소 때문이다. 다시 말하자면 먹고, 마시고, 숨쉬고, 접촉하는 것에 대한 민감성 때문이다.

육체적 치유는 오래 지속되는 경우도 있지만 감정적 문제의 경우보다는 재발하기가 쉽다. 두통, 요통, 복통 등 육체의 질환은 감정적인 문제의 육체적 표현일 수 있다. 그렇기 때문에 같은 육체적 질환이라도 다른 감정 문제에 대한 반응일 수 있다. 이 이론은 논쟁의 여지가 있지만 아직 확실한 과학적 증거가 있는 것은 아니다.

Q 보통 확언은 긍정적인 문장인데 수용확언은 왜 부정적인 것에 초점을 맞추는가

고전적인 의미에서 확언은 긍정적인 방향으로 사람을 이끌기 위해 만들어진다. 그래서 항상 앙양시키는 말로 "해봐라. 뭐든지 할 수 있다"와 같이 되기 십상이다. 반면에 수용확언은 긍정적인 방향으로 이끄는 것이 목적이 아니라 부정적인 것을 제거하여 긍정적인 방향으로 가는 길을 닦는 것이다.

감정풀이요법이 효과적이 되기 위해서는 문제에 초점을 맞추어야 한다. 그렇지 않으면 신체 에너지 시스템의 혼란을 바로잡고자 하는 두드리기가 별로 소용이 없게 된다. 딴 생각을 하면서, 가령 바닷가에 놀러간 것을 생각하는데 전쟁의 기억을

지우고자 한다면 그 효과는 미미할 뿐이다. 에너지 차원의 혼란이 거기에 있지 않기 때문에 문제가 처리되지 않는다.

부정적인 상태를 떠올리기 위해 부정적인 말을 사용할 뿐이다. 그리고 그 상태는 문지르거나 두드리기를 하면 중화되어 사라지게 된다.

Q 감정풀이요법의 결과는 플라시보 효과이거나, 혹은 주의를 다른 곳으로 돌려서 단지 그렇게 느껴지는 것뿐인가

플라시보 효과는 과정을 믿어야만 하는데 처음 감정풀이요법을 접하는 사람은 믿지 않는 경우가 대부분이다. 감정풀이요법이 주의를 다른 곳으로 돌리게 만드는 것처럼 보이기도 한다. 하지만 주의가 산만해지면 효과가 없다. 그 때문에 연상어구를 반복해서 말하며 문제에 집중하는 것이다.

Q 결과를 얻기 위해 몇 회의 두드리기를 해야 하는가

여기에는 어떤 정해진 기준이 없다. 사람 앞에서 말하는 두려움 같은 것은 몇 분만에 사라지도 한다. 보통 한 번이나 두 번만에 긍정적인 변화를 경험한다. 그러나 살빼기나 풍요로운 삶 만들기와 같은 문제는 며칠, 혹은 몇 주가 걸릴 수 있으므로 꾸준히 지속할 필요가 있다.

Q 어떻게 감정풀이요법이 효과가 있는지 알 수 있는가

자신이 다루었던 문제가 감정풀이요법을 시작하기 전과 다르게 느껴졌을 때 알게 된다. 이것은 문제에 대한 감정적 고통이나 감정적 충격이 덜해졌거나 사라졌다는 것을 의미하며, 그 문제가 진척되었다는 것을 의미한다.

그 문제를 잊어버리는 것이 아니고, 다만 과거에 느꼈던 고통이 사라져 그 문제를 다르게 느끼고 다르게 생각하게 된다는 것이다. 점차적으로 다루웠던 문제를 영화 보듯이 객관적으로 바라보게 된다.

복잡한 문제인 경우 각 양상에 대하여 두드리기를 하여 마음을 완전히 평화롭게 만드는 것이 중요하다. 다루었던 문제에 대해 완전히 평화로움을 느끼지 못하는 것은 두드리기를 해야 할 어떤 양상이 남아있다는 것을 의미한다.

복잡한 문제인 경우 각각 모두의 양상에 대해 두드리기를 하는 것이 중요하다. 그 문제에 대해 완전한 평화를 느끼지 않는다면 두드리기를 해야 할 양상이 있다는 것을 의미한다.

Q 감정풀이요법은 기 치료와 어떤 차이점이 있는가

똑같다고 보아도 무방하다. 에너지 힐링과 감정풀이요법 모두 의도를 가지고 에너지(기)를 변환시키고 분배하는 에너지 시스템인 차크라와 경락을 조절하여 변화를 이끌어내는 것은 정확히 일치하고 있다.

단지 감정풀이요법이 감정과 마음에 좀더 많은 초점을 맞추고 있다는 특징을 가지고 있을 뿐이고, 감정풀이요법으로 다른 기 치료와 같이 엄청난 육체적 치유를 하고 있다.

일반적으로 '기 치료'라고 하면 기공 치유, 레이키(Reiki, 靈氣), 프라닉 힐링(Panic Healing), 퀀텀터치(Quantum Touch) 같은 것을 들 수 있는데 이러한 방법에서도 감정과 마음을 치유하는 법이 다 있다. 다만 그 방법이 감정풀이요법과 다를 뿐이다. 예를 들면 레이키에는 감정과 마음 차원의 장애를 'psychic debris'라고 하며 처리하는 방법이 있다. 프라닉 힐링에서는 'thought form'이라 표현하고 있으며 고유

한 처리법이 있다. 퀀텀터치의 경우는 에너지 차원의 처리법이 있고, 고급과정에서는 감정풀이요법과 거의 유사한 방법을 사용하고 있다.

Q 감정풀이요법이 기 치료와 같다고 봐도 된다면 굳이 기 치료를 할 필요가 없지 않은가

아니다. 기 치료가 잘할 수 있는 영역이 있고 감정풀이요법이 강점인 부분이 있다. 게리 크레이크와 도나 에덴이 공동 저술한 《The Promise of Energy Psychology》라는 책을 보면 '에너지 꼬임(scrambled energy)'인 경우 감정풀이요법만으로는 효과가 없기 때문에 먼저 에너지요법(기 치료)을 사용하여 잘못된 에너지를 정상으로 만든 뒤 두드리기를 하라고 말한다.

좀더 설명하자면 에너지 상태가 많이 안 좋은 경우에는 경락만 두드려서는 효과가 없으므로 차크라, 경락, 오라 등 여러 가지 에너지요법을 먼저 사용하여 조절해야 한다. 반면에 세세하게 감정과 생각을 조절하는 것은 기존의 에너지요법이 가지고 있지 않은 감정풀이요법만의 큰 장점이다. 그 책에서 저자는 에너지요법이 밑받침 안 되는 감정풀이요법은 생각할 수 없고 그 반대로 감정풀이요법 없이 하는 에너지요법은 그 허전함을 이루 말할 수 없다고 밝히고 있다.

Q 감정풀이요법을 기 치료로 봐도 된다면 동양이 기 치료 쪽이 훨씬 앞서있을 텐데, 서양에서 개발된 방식을 배울 필요가 있는가

현재 고가이고 세계에서 알아주는 명품 도자기는 유럽 쪽에서 만들고 있다. 도자기는 처음 중국에서 만들었다. 하지만 유럽 사람들이 도입하여 그것을 지속적으로 개량하고 발전시켜 품질, 디자인, 생산 등 모든 면에서 세계 최고를 자랑하고 있다.

동양에서 수천 년 전부터 경락을 사용했던 것은 사실이다. 그러나 서양 사람들이 그것을 여러 면에 응용하고 발전시키고 활용하고 있는데 반하여 우리에게는 그러한 면이 부족한 것으로 보인다.

우리나라에서 경락을 다루는 것은 병을 치료하기 위해 침을 사용하고, 손으로 경락마사지나 미용 경락마사지를 하는 정도로 알고 있다. 아직 우리나라에서는 일반인이 경락을 활용하여 육체적 질환은 물론 감정 치유, 마음 치유, 삶의 질 향상, 스포츠 성적 향상 같은 사람의 잠재력을 이끌어내는 효과적인 방법을 사용하지 않고 있는 것으로 보여진다. 그러므로 좋은 방법이 있다면 빨리 배워 활용하고 발전시켜야 되지 않겠는가.

Q 동양의 기 치료를 가져다 쓴다고 해도 겉껍데기인 치유기법만 가져왔을 뿐이지 그 핵심이 되는 알맹이(동양사상, 철학)는 가져오지 못했을 것 아닌가

파트리샤 캐링턴 박사의 저서 《EFT choice manual introducing the positive into EFT》에서 관계(relation)에 대한 부분과 《논어》의 내용을 비교해 보면 같은 맥락임을 알 수 있을 것이다.

EFT choice manual introducing the positive into EFT :
- Even though (this person) doesn't love me, I choose to enjoy loving him/her.
  (~가 나를 사랑하지 않더라도 그를 즐거이 사랑하겠다.)
- Even though (this person) is attacking me, I choose to let go of wanting to change his/her behavior.
  (~가 나를 공격하더라도 그의 행동을 바꾸고자 하는 마음을 놓아버리겠다.)

- Even though (that person) be unfair (stupid, mean, inconsiderate, etc) I choose to let him/her act that way, and get on with my life.
  (~가 공정하지 않더라도 그대로 놔두고 내 삶에 충실하겠다.)
- Even though (that person) doesn't understand me, I choose to let him/her misunderstand me - so what?
  (~가 나를 이해하지 못해도 그가 나를 오해하도록 놔두겠다, 그게 어떻다는 것인가?)
- Even though I want (that person) to be like me, I choose to let him/her be who they are.
  (~가 나같이 되기를 바라지만 그를 그 상태로 그대로 놔두겠다.)

논어 :
- 친구를 사귀는 데 있어 충고가 잦으면 사이가 멀어지게 된다. 친절한 것도 너무 도가 지나치면 오히려 상대에게서 귀찮음을 당하게 된다.
- 사람이란 다른 사람에게서 인정받지 못할 경우에는 실망하고 늘 끙끙거린다. 그러나 이런 것은 아주 사소한 일에 불과하다. 그보다는 다른 사람의 진실된 가치를 인정할 줄 모르는 자기 자신에게 마음을 써야 할 것이다.
- 자기를 이해해 주지 않는다. 혹은 실력을 인정해 주지 않는다. 이것은 인생살이에 있어 흔히 있을 수 있는 일이다. 이럴 때 노여움이나 한스럽게 생각 않고 마음 편하게 스스로를 믿는 마음을 가지는 사람. 이런 사람이야말로 군자가 아니겠는가.
- 남이 나를 알아주지 않아도 노여워하지 않음이 또한 군자가 아니겠는가.

Q 두드리기를 할 때 왜 감정풀이요법 매뉴얼에는 나와 있지 않는 어떤 의도 즉, '문제를 제거한다' 또는 '심어넣는다' 라는 생각을 가지고 하라고 하는가

감정풀이요법 매뉴얼을 보면 그냥 두드리기만 하라고 나와 있고 어떤 의도를 가

지라는 말은 찾아보기 힘들다. 나 또한 이러한 점 때문에 많은 혼란을 겪었다. 그러나 한번 아무 의도 없이 두드리기만 해보라. 아무 의도 없이 두드리면 그냥 두드리기가 될 뿐이라는 것을 알게 될 것이다. 자신의 문제를 해결하겠다는 또는 최소한 상대를 도와주겠다라는 의도라도 가져야 한다. 감정풀이요법과 같이 TFT에서 탄생한 TAB에서는 좀더 세분하여 어떤 단계에서 어떤 의도를 가질 것을 설명하고 있다.

Q 해당 사람이 옆에 없는 경우 원격으로 두드리기가 가능한가

가능하다. 보통의 기 치료에서처럼 자신의 몸을 상대의 몸이라고 생각하고 두드려도 되고, 경락도(經絡圖)를 놓고 상대방으로 상상하고 두드려도 된다. 감정풀이요법에서는 이것을 대리기법(Surrogate Technique)이라 한다. 그러나 하더라도 상대방의 허락을 받고 해야 하는 것이 순서이다. 수용확언은 다음과 같이 할 수 있다.

"비록 A가 알코올 중독의 문제를 가지고 있지만 나는 깊이깊이 온전히 A를 받아들이고 사랑한다."

Q 좌우 어느 쪽 타점을 두드려야 하는가

경락은 몸 양쪽을 흐르며, 어느 한쪽의 변화도 다른 쪽에 영향을 준다. 따라서 편안한 쪽을 선택하여 하면 된다. 좌측이든 우측이든 한쪽만 두드려도 되고, 양쪽을 동시에 다 두드려도 된다.

Q 타점이 정확한 자리인지 확실하지 않다. 그래도 괜찮은가

걱정하지 않아도 된다. 두드리기를 하면 진동이 피부와 뼈를 통해 퍼져나간다. 근처 부위에다 두드리기를 하면 효과가 있다.

Q 감정풀이요법을 몇 번 해도 되는가

한 번에 해결되는 경우도 많지만 심각한 기억과 감정상의 문제에 대하여는 하루에 두 번 정도를 권장한다. 음식에 대한 갈망이나 통증을 없애기 위해서는 더 많이 사용할 수 있다.

자신에게 매우 중요한 문제를 다룰 때는 하루에 다섯 번도 할 수 있다. 물론 급박한 경우에는 언제든지 사용해도 된다. 또한 이완과 스트레스 해소를 위해 아침에 일어나서, 그리고 저녁에 잠들기 전에 특별한 확언 없이 해도 된다.

만약 주요 문제에 대하여 획기적인 두드리기를 했으면 몸이 새로운 질서에 적응할 시간을 주도록 한다.

Q 작은 문제에 대해 두드리기를 하다가 곤란한 느낌과 기억이 떠오르게 되었을 때는 어떻게 해야 하는가

부정적인 감정에 압도당했을 때는 전문가와 이야기를 할 필요가 있다. 아니면 "비록 내가 감당할 수 없지만…" 또는 "비록 내가 압도당했지만…" 이러한 확언을 가지고 두드리기를 한다.

Q 감정을 떠올리기가 어려울 때는 무엇을 하는가

보통 15% 정도의 사람이 이런 경험을 한다고 한다. 어찌되었든 두드리기를 하면서 문제에 대하여 생각을 해보라. 계속해서 하는 것이 중요하다.

c·h·a·p·t·e·r·25
자신만의 감정풀이요법 만들기

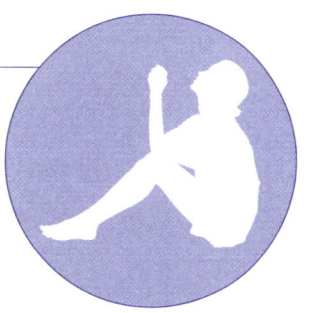

여기까지 왔으면 살빼기를 방해하는 감정을 감정풀이요법을 사용하여 처리하고 있을 것이다. 감정풀이요법이라는 세계로 여행을 시작하였는데 이제 어디로 향해야 하는가?

다음 단계는 더욱 재미있는 것이 될 것이다. 이제 자신이 만든 확언을 사용하는 기회를 갖게 된다. 다이어트나 살빼기와 전혀 관계없는 문제에도 사용할 수 있다. 그렇게 하려면 어떻게 해야 하는지에 대한 지침을 이 장에서 설명하고자 한다.

● 일상생활에서 감정풀이요법 사용하기 ●

정말 감정풀이요법이 살을 빼고 그 빠진 살이 지속적으로 유지되도록 하는 데 도움이 되는지 그 효과에 대해 의구심을 갖고 물어보는 사람이 있다. 이에 대한 대답은 "Yes"이다.

하지만 감정풀이요법의 효과를 보기 위해서는 반드시 따라야 하는 조건이 있는데 그것은 반드시 자신이 스스로 감정풀이요법을 사용해야 한다는 것이다. 감정풀이요법을 사용하는 가장 쉬운 방법은 미리 계획을 짜고 일상생활의 일부로 만드는 것이다.

우선 하루 중 언제 감정풀이요법을 사용할지를 정하는 것이 좋다. 매일 같은 시간이 가장 이상적이다. 예를 들면 식사 5분 전에 사용하고자 한다면, 식사하기 전에 현재 당신이 다루고자가 하는 문제를 말하며 5분간 두드리기를 한다.

만약 일에서 생기는 문제, 아이들 때문에 생기는 문제, 배우자와 생기는 문제가 당신을 괴롭히고 있다면 알맞은 감정풀이요법 확언을 만들어 말하면서 감정의 강도가 낮아질 때까지 두드리기를 계속하라.

아니면 앞으로 있을 식사에 대해 떠오르는 감정에 대해 두드리기를 할 수 있다. 확언은 다음과 같이 만들면 된다.

"비록 매우 피곤하고 내가 원하는 것을 모두 먹어도 된다고 생각하지만 나는 분별 있게 먹고 음식을 하나하나 음미하면서 먹겠다."

식사하기 전 두드리기는 하루 중 언제해도 좋다. 아침에 조용한 장소를 선택하여 당신을 괴롭히는 감정이나, 고치고자 하는 나쁜 식사습관을 확인한 후 그 문제에 대하여 두드리기를 한다. 아침에 너무 많은 식사를 한다든지, 점심시간에 너무 고칼로리의 식사를 한다든지, 단 음식을 너무 먹는다든지, 군것질을 너무 한다든지 하는 것이 될 수 있다.

나쁜 식사습관이 무엇이든지 간에 두드리기를 5분 정도 하면 식사나 간식을 대하는 태도가 놀랄 만큼 변한다는 것을 느낄 수 있을 것이다.

다음 식사 때는 다소 조용한 장소를 찾아 감정풀이요법을 아침에 사용했던 확언이나 새로운 확언을 사용하여 5분가량 한다. 만약에 예상하지 않았던 감정이 두드리기를 하는 동안에 새로이 나타나면 거기에 맞는 감정풀이요법 확언을 만들어 사용한다.

● 음식을 먹고자 하는 특별한 욕구가 있을 때 해결방법 ●

늦은 오후 시간이나 밤늦은 시간에 음식에 대한 욕구가 생기기 쉽다. 이러한 문제에 대해 감정풀이요법을 사용할 수 있다.

이 경우 감정풀이요법은 그 시간 이전에 사용하는 것이 좋다. 그렇지 않으면 아이스크림이나 과자가 손짓하게 될 때 두드리기 하는 것을 무시하거나 잊게 되는 경우가 생긴다. 조용한 장소를 찾아 특정한 음식에 대한 욕구나 현재 표면에 나타난 감정에 대해 두드리기를 시작한다.

M양은 다이어트를 여러 해 동안 시도했지만 실패를 반복하였다. 매번 다이어트를 시도한 뒤 정체기가 오면 좌절감을 느껴 포기해버렸다.

그러나 M양은 "비록 결코 성공적으로 살빼기를 한 적이 없지만 이번에는 성공적으로 살을 빼고 그것을 유지하겠다"라는 확언을 매일 아침 사용하고, 음식에 대한 욕구를 처리하기 위해 두드리기를 매일 점심과 저녁 전에 한 뒤로는 다이어트에 성공하게 되었다.

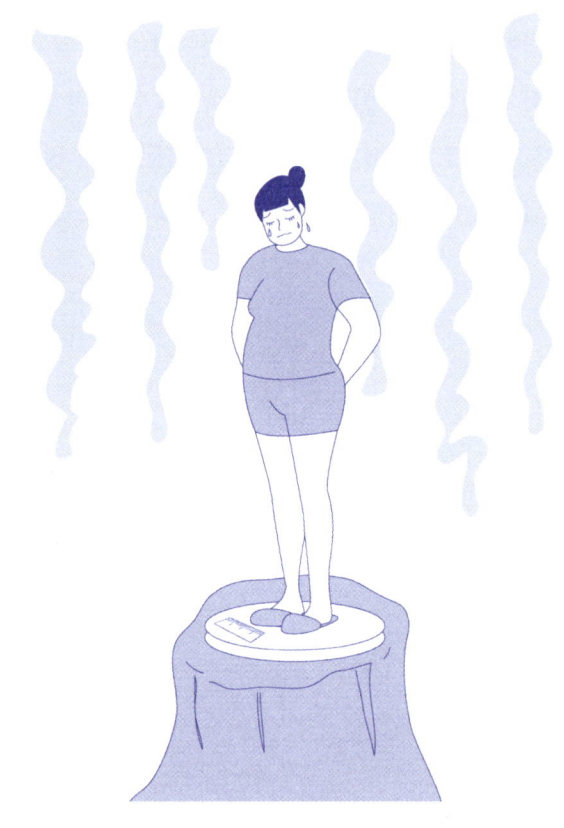

　J씨는 하루 종일 다이어트를 완벽히 수행했으나 일이 끝난 뒤 집에 돌아와 갑자기 배가 고파져 냉장고로 향했다. 부엌에서 두드리기를 시도했으나 효과가 없었다. 그 이유는 돌아올 수 없는 지점을 지났기 때문이다. 먹고 있는 중간에 감정풀이요법을 시작하는 것은 매우 힘들다.

　그래서 J씨는 매일 오후 집에 오기 전 두드리기를 하기로 마음먹었다. 이것은 효과가 좋았다. 이제는 먹고자 하는 욕구 없이 차분하고 만족을 느끼며 집에 들어서게 되었다. 이제는 부엌이 불필요한 음식을 먹는 곳이 아닌 안전한 장소가 되었다.

음식에 대한 욕구에 대한 감정풀이요법 확언은 다음과 같이 매우 간단하다.

"비록 식사 후에 단것이 먹고 싶지만 단것 없이 평온해지겠다."

"비록 단것을 먹고자 하는 욕구와 평생 동안 싸워왔지만 이제는 그것에서 벗어나 자유스러워지겠다."

● 감정풀이요법의 효과를 증진시키는 방법 ●

감정풀이요법의 효과를 증진시키는 방법들을 몇 가지 정리하여 소개하면 다음과 같다.

첫째, 저녁에 감정풀이요법을 하기 전에 몸무게(또는 욕구, 두려움, 배고픔, 고통 등)를 조절해야 하는 모든 이유를 적고 그 감정들을 없애는 감정풀이요법 문구를 적는다. 그리고 살빼기에 방해가 되는 장애에 대한 것을 고른다. 그것이 살이 다시 찌는 것에 대한 두려움인지, 부러움이나 질시에 대한 두려움인지, 이성이 주는 과도한 관심이 불편한지… 이러한 두려움과 장애를 적고 매일 감정풀이요법으로 작업을 한다.

둘째, 언제 두드리기를 할 것인지 구체적으로 결정한다. 하루에 몇 번 할 것이며, 식사하기 전인지 잠자기 전인지 그 시간을 정한다. 또 혼자 할 것인지 아니면 친구와 함께 할 것인지도 정한다.

셋째, 자신과 약속을 한다. 그리고 그 약속을 지키기 위해 두드리기를 한다.

넷째, 더 작업이 필요한 문제를 선택한다. 이 책에서 그 문제에 해당하는 항목으로 가서 지금껏 두드리기를 하지 않은 확언을 선택하여 아침, 저녁으로 그 확언을 가지고 두드리기를 한다.

다섯째, 감정풀이요법 확언을 적고 두드리기를 할 때 크게 소리 내어 읽는다. 이렇게 하는 것을 좋아하지 않는 사람도 있지만 많은 사람들이 그 효과를 경험하고 있다. 게다가 소리 내어 읽으면 감정풀이요법 확언을 암기하기 쉽다. 어느 것이 좋은지 경험해보고 자신에게 맞는 것을 선택하면 된다.

여섯째, 감정풀이요법 기억카드를 사용한다. 살빼기와 관련된 문제에 기억카드를 사용할 좋은 기회이다. 주머니나 지갑에 넣어 가지고 다니며 하루에 적어도 한 번 아침에 일어나서나, 저녁에 잠들기 전에 크게 소리 내어 읽는다. 이렇게 두드리기를 하지 않고 읽기만 해도 예상을 넘어서는 영향을 미친다는 것을 알게 될 것이다.

일곱째, 이 책에서 목적으로 하고 있지 않은 새로운 자신의 문제에 맞는 선택확언을 만들 수 있다. 이것을 시작하는 좋은 방법은 이미 알고 있는 선택확언을 사용하는 것이다. 이 책에 나와 있는 확언을 읽어보고 자신에게 적용되는 문제를 선택한 다음 부정문과 긍정문을 섞어 새로운 확언을 만든다.

가령 당신에게 무엇을 먹어야 하고 먹지 말아야 하는지를 말하는 권위 있는 사람에 대한 반발심 때문에 과식을 하게 되는 것을 목표로 하고자 한다면, 먼저 반발심에 대한 감정풀이요법 확언에 가서 부정문과 긍정문을 섞을 수 있는지 찾아본다(95페이지 참조).

예를 들어 네 번째 문장의 "비록 과식을 하여 그들에게 보복하지만…"이라는 부정문을 일곱 번째 문장의 긍정문인 "살찌는 사람은 나라는 사실을 명심하겠다"와 결합한다. 그러면 "비록 과식을 하여 그들에게 보복하지만 살찌는 사람은 나라는 사실을 명심하겠다"라는 새로운 확언이 만들어진다.

자신에게 맞게 새롭게 결합한 확언이 기존의 확언보다 효과가 있었는지는 본인만이 알 수 있다. 한번 시도해 보라.

● 동기를 부여하는 방법 ●

변화에서 생기는 고통이 머물러 있고자 하는 고통보다 크면 변화하고자 하는 동기가 부족해질 수 있다. 동기가 부족하면 살빼기가 지지부진해질 수 있다. 자신이 얼마나 하고자 하는 열의가 있는지는 감정의 강도 측정으로 알 수 있다. 그리고 다음과 같은 동기 부여를 하도록 도와주는 확언을 활용해 보자.

"비록 살빼기를 시작하기에는 너무 게으르지만 내 자신을 깊이깊이 온전히 받아들이고 사랑한다."

"비록 시간을 들이고 노력하고 싶지 않지만 내 자신을 깊이깊이 온전히 받아들이고 사랑한다."

"비록 다이어트를 지금 시작하는 것은 시간낭비인 것 같지만 내 자신을 깊이깊이 온전히 받아들이고 사랑한다."

"비록 노력할 가치가 있어 보이지 않지만 내 자신을 깊이깊이 온전히 받아들이고 사랑한다."

"비록 정말 원치 않지만 내 자신을 깊이깊이 온전히 받아들이고 사랑한다."

● 운동하게 만드는 방법 ●

운동은 살빼기 프로그램에서 매우 중요한 요소이다. 그런데 자신에게 맞지 않은 운동을 시작하는 경우가 있다. 중요한 것은 너무 과도한 것보다는 자신의 건강에 도움이 되어야 한다.

다음의 확언들이 운동을 효과적으로 하도록 도와줄 것이다.

"비록 운동하는 것을 몹시 싫어하지만 내 자신을 깊이깊이 온전히 받아들이고 사랑한다."

"비록 운동하면 박탈감을 느끼지만 내 자신을 깊이깊이 온전히 받아들이고 사랑한다."

"비록 운동하고자 하는 마음이 없지만 내 자신을 깊이깊이 온전히 받아들이고 사랑한다."

"비록 조깅하는 것보다 먹는 것이 좋지만 내 자신을 깊이깊이 온전히 받아들이고 사랑한다."

"비록 운동하면 다칠까봐 두렵지만 내 자신을 깊이깊이 온전히 받아들이고 사랑한다."

• 정체기에서 벗어나는 방법 •

살빼기를 하고자 하는 사람이 빠지게 되는 가장 실망스러운 상태는 살이 안 빠지는 정체기에 빠질 때로서 프로그램도 정체되어 있는 것으로 보여진다. 그럴 경우 즉각 처리하지 않으면 다이어트를 중단하게 된다. 정체기에 대해 가지고 있는 감정과 정체상태에 다다르게 된다는 마음에 초점을 맞추어 처리를 해야 한다.

올바른 가이드라인을 잡았음에도 불구하고 계속 정체기에 빠져있는 사람은 감정풀이요법으로 정체기를 다루면 빠른 시간 내에 벗어나게 된다.

다음과 같은 확언이 정체상태에 빠져 있을 때 도움이 될 것이다.

"비록 2주 동안 살이 빠지지 않아 화가 나지만 내 자신을 깊이깊이 온전히 받아들이고 사랑한다."

"비록 패배를 인정하지만 내 자신을 깊이깊이 온전히 받아들이고 사랑한다."

"비록 이 정체기 때문에 좌절감과 패배감을 느끼지만 내 자신을 깊이깊이 온전히 받아들이고 사랑한다."

"비록 중독적 과식으로 되돌아가고 싶지만 내 자신을 깊이깊이 온전히 받아들이고 사랑한다."

"비록 더 이상 노력하고 싶지 않지만 내 자신을 깊이깊이 온전히 받아들이고 사랑한다."

● 다루기 힘든 문제가 나타난 경우에 해결방법 ●

감정풀이요법은 매우 강력한 테크닉으로 내면 깊이 들어가 더 이상 필요치 않은 감정과 행동양식을 뿌리째 뽑아버린다. 이 효율성 때문에 특별한 주의가 필요한 문제가 표면에 나타나기도 한다. 그런 경우에는 다음과 같이 할 수 있다.

선택 1

표면으로 떠오르거나 다시 나타난 감정을 처리하기 위해 이 책에서 그 감정을 다루는 장으로 간다. 예를 들어 걱정, 분노, 실망 등이 떠오르면 그 감정에 대한 감정풀이요법 확언을 선택하여 두드리기를 한다. 감정의 강도가 '0'이나 '1'이 되도록 한다.

선택 2

다루기 힘든 문제를 해결하려면 전문가의 도움이 필요할 수도 있다. 감정상의 문제가 지속된다면 그 감정이 오랫동안 있어 왔고 그 원인이 여러 가지일 수가 있다. 따라서 실력 있고 경험 많은 테라피스트가 감정풀이요법을 적용하는 것이 큰 도움이 될 수 있다. 전화상으로 도움을 받는 것도 가능하다. 전화 상담을 받기 위해서는 두드리는 혈의 위치는 미리 알아둘 필요가 있다.

c·h·a·p·t·e·r·26
감정풀이요법의 살빼기 성공사례

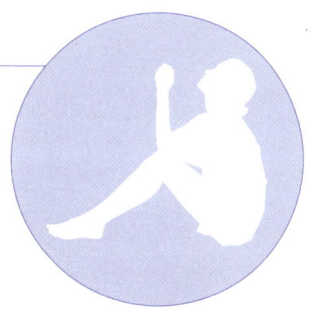

감정풀이요법은 전 세계적으로 수많은 사람들이 사용하고 있으며 살을 빼는 데 많은 효과를 보고 있다는 경험담이 수없이 보고되고 있다. 앞에서 감정풀이요법으로 살을 뺀 사례들을 소개하였는데 그것은 한 가지 감정에만 적용된 간단한 사례들이다.

실제로 적용할 때에는 하나의 잘못된 감정이나 생각을 바로잡으면 되는 경우보다는 여러 가지 문제가 복합적으로 있는 경우가 많을 것이다. 지금부터 소개하는 사례들은 실제로 감정풀이요법을 자신에게 적용할 때 많은 도움이 될 것이다.

● 감정이 음식에 대한 중독을 유발하는 것을 보여주는 경우 ●

EFT 프랙티셔너이자 트레이너인 영국의 탐 루엘린(Tam Llewellyn)이 소개한 다음의 사례는 중독과 해결되지 않은 감정과의 관계를 극명하게 보여주고 있다. 이 사례의 주인공인 엠마(Emma)는 교제를 위해 술을 먹었는데 알코올 중독이라는 신호는 없었다. 그러나 버드와이저 맥주만 마시면 통제할 수 없게 되었다.

감정풀이요법 세션을 하면서 그녀의 내면에 있던 핵심 문제가 나타났다. 그녀는 "그것은 버드와이저 맥주의 문제가 아니라 내가 그것과 함께했던 행복한 때였다"라고 말했다.

탐 루엘린은 맥주와 연결된 불필요한 감정을 해결하기 위해 감정풀이요법을 사용했고 그후 끝마치게 되었을 때 그녀는 "버드와이저가 다른 맥주만큼 좋지 않고 맛도 이상하다"라고 말할 정도로 다른 맥주와 마찬가지로 버드와이저 맥주에 별로 관심을 가지지 않게 되었다.

엠마의 사례

감정풀이요법은 중독증에 매우 효과적이며 게리 크레이그의 비디오에 다양하게 중독증을 다루는 것이 나와 있다. 그러나 엠마의 경우는 매우 특별한 중독증으로 그녀는 유독 버드와이저 맥주만 좋아했으며 다른 맥주나 술은 좋아하지 않았다.

영국의 틱힐(Tickhill)에서 개최된 감정풀이요법 워크숍에서 중독증에 대한 처리법을 시연하게 되었다. 워크숍을 시작할 때 참석자에게 중독을 제거하기 위해 중독된 대상을 가지고 오라고 했다. 대개의 경우 사탕, 초콜릿, 담배, 커피 같은 것이 그 대상이었다. 그런데 이번 워크숍에서는 특이한 참석자가 있었다.

엠마는 알코올 중독은 아니었다. 오랜 시간 동안 알코올 없이도 지장이 없었고 교제를 위해 술을 마실 때는 적당히 먹었다. 그녀의 문제는 '버드와이저' 맥주였다. 그녀는 버드와이저를 한번 마시기 시작하면 멈출 수가 없었다. 맥주가 떨어질 때까지 계속해서 마셨다. 그런데 그녀는 버드와이저에 대한 중독은 없애기를 원하지만, 가끔씩 그 맥주를 마시는 것은 유지하고 싶다고 했다.

중독을 완전히 없애고자 하는 것이 보통인데 그녀처럼 일부만 없애달라고 하는 것은 처음이었다. 나는 모든 것에 감정풀이요법을 시행해보라는 게리 크레이그의 말이 떠올라 시연을 시작하게 되었다.

처음 세션에서는 게리 크레이그의 기본 과정과 파트리샤 캐링턴 박사의 선택확언을 함께 사용하였다.

버드와이저 한 병을 엠마 앞에 놓아두니 감정의 강도가 10이 되었다. 세션은 다음과 같이 진행하였다.

먼저 가슴압통점을 문지르며 "비록 버드와이저 맥주를 갈망하지만 내 자신을 온전히 받아들이고 사랑한다"를 세 번 반복하였다. 그런 다음 연속 두드리기를 하며 연상어구 "버드와이저에 대한 갈망"을 소리 내어 말했다. 갈망의 강도가 5로 줄어들었고 "여전히 남아있는 갈망"을 말하며 연속 두드리기를 하였다.

이렇게 한 뒤 갈망이 2로 줄어들었다. 그러나 버드와이저 맥주병 뚜껑을 열자 강도가 다시 10이 되었다. 더 두드리기를 하자 4로 줄어들었으며 맥주를 약간 마셔도 갈망이 증가하지 않았으나 줄어들은 기미 또한 보이지 않았다.

그녀는 잠시 멈춘 뒤에 "문제는 버드와이저가 아니라 그것과 함께한 행복했던 시간이다"라고 말했다. 그것은 치유의 방향을 바꾸게 했다.

다음과 같이 확언들을 바꾸면서 두드리기를 계속하였다.

"비록 그때를 사랑하고 그때가 다시 돌아오기를 바라고 버드와이저가 그때를 생각나게 하지만 현재 지금의 나를 온전히 받아들이고 사랑한다."

"그때가 너무 좋았고 버드와이저도 그처럼 좋지만 이제는 그것이 필요치 않다. 버드와이저 없이 그때를 기억하고 즐길 수 있다."

"내 머릿속에는 버드와이저 마시던 때의 필름이 있고 그때를 기억할 수 있다."

"비록 그때를 떠오르게 하기 위해 버드와이저가 필요하다고 생각하지만 내 자신을 온전히 받아들이고 사랑한다."

이 작업은 갈망에 대한 강도를 2로 낮추었고 약간 마셔도 강도가 올라가지 않게 만들었다. 그녀는 "버드와이저가 없어도 되고 그 맛이 이상해졌지만 약간은 아직도 좋았던 때를 바라는 마음이 있다"고 말했다.

그녀는 선택확언을 사용하여 두드리기를 계속했다.

"비록 행복했던 때를 떠올리기 위해 버드와이저 맥주가 필요하지만 버드와이저 없이 그때를 즐기고 회상하겠다. 그리고 내가 원할 때 그때를 쉽게 떠올릴 수 있는 것에 놀라게 될 것이다. 그때가 다시 돌아올 필요가 없다. 나는 현재 나 그대로 행복하고 아름다운 추억을 가지고 있다."

갈망의 정도가 0으로 떨어지고 제어할 수 없는 웃음이 터져 나왔다. 워크숍을 하는 동안 그녀는 맥주를 마셨는데 버드와이저가 다른 맥주만큼 맛있지는 않지만 묘한 맛이라는 말을 하면서 한 모금 이상의 버드와이저를 마시지는 않았다.

● 감정상의 문제와 더불어 과체중 문제를 해결한 경우 ●

다음의 사례는 감정풀이요법 전문가인 캐럴 룩(Carol Look) 박사가 쓴 것으로, 그녀는 과체중이 고민인 피오나(Fiona)에 대하여 자세한 내용을 보여주고 있다.

여기서 특별한 점은 세션이 전화상으로 이루어졌다는 것이다. 뉴욕에 살고 있는 캐럴 룩 박사는 세션의 40%를 전화상으로 하고 있다. 피오나의 경우 1,500마일 떨어져서 세션을 했다.

전화상으로 하는 작업은 프랙티셔너나 상담자 모두에게 매우 효과적이다. 그리고 프랙티셔너의 지리적 영역을 드라마틱하게 확장시킬 수 있다. 프랙티셔너는 지역, 나라 관계없이 세계 어느 곳에서도 도움을 줄 수 있다.

피오나의 문제에 대한 준비 단계의 확언은 특정한 사건에 대한 것이 아니라 일반화된 것이었다. 그 사람의 문제 밑바닥에 깔려 있는 특정한 사건에 초점을 맞추는 것도 좋지만, 때로는 일반화하여 접근하는 것이 더 효과적인 경우도 있다. 피오나가 그러했다.

피오나의 사례

나는 전화상으로 과체중이 문제인 피오나에게 감정풀이요법을 5~6개월 정도 실시하여 체중이 9kg 정도 빠지게 하였다.

먼저 피오나가 쓴 다음의 글을 보자.

> 내 가족은 음식과 체중 문제를 가지고 있었다. 그 문제들은 항상 따라다녀 가족들이 끊임없이 토의하곤 했다. 여동생은 항상 과체중이었고, 어머니는 먹지 않기 위해 음식과 멀어지려고 부단히 노력했다. 작년에 위절제수술까지 받았다. 몸에 대한 이미지가 항상 강조되었기 때문에 세 자매 중 둘이 성형수술을 받았는데 그 중 하나가 나였다.
>
> 나는 몇 번의 이혼과 결혼으로 7명의 아이가 있고 체중 문제와 계속해서 싸워왔

다. 체중은 변동이 심했으나 13kg이나 더 살이 찔 때도 있었다. 나는 요요현상을 경험했고 감정 때문에 음식을 먹었고 폭식을 많이 했다.

초콜릿, 시리얼, 아이스크림, 스타벅스 커피 같은 음식들이 나를 편안하게 만들었다. 나는 이런 음식들에 사로잡혀 있었고 매우 좋아했다. 그런데 두드리기를 시작하자 식욕이 사리지는 것을 느꼈다.

두드리기를 하고 나서 감정과 먹는 것이 연결되어 있다는 것을 알게 되었다. 그 동안 내 가족을 잘 돌본다고 생각해본 적이 없었다. 남편과 7명의 아이를 돌보면서 누구도 나를 돌보아준다고 느껴보지 못했다. 나는 상실감을 느꼈고 음식은 나에게 위안을 주었다. 그래서 남편과 아이로 인해 노여움과 좌절감을 느낄 때면 부엌으로 곧장 달려가게 되었다.

피오나는 종종 롤러코스터 같은 삶에 압도되어 평온함과 이완을 느낄 수 없고 항상 일에 쫓긴다고 했다. 그녀에게 "비록 시간이 충분치 않고 항상 바쁘지만 내 자신을 깊이깊이 온전히 받아들인다"는 확언과 함께 정기적으로 두드리기를 하라고 했다.

그녀는 7명의 아이가 있고 그 중에 학습장애가 있어 별도로 돌보아주어야 하는 아이가 있음에도 불구하고 시간을 내서 두드리기를 하였다.

그녀의 주된 주제는 몇 가지로 나눠지는데, 먼저 '음식에 대한 갈망'에 관한 그녀의 확언은 다음과 같다.

"비록 캐러멜 커피를 갈망하고 그것 없이 지낼 수 있을지 모르지만 내 자신을 깊이깊이 온전히 받아들인다."

"비록 오후에는 반드시 간식을 먹어야 하지만 내 자신을 온전히 받아들인다."

"비록 단것을 먹지 못하면 분노와 박탈감을 느끼지만 나의 모든 것을 깊이깊이 온전히 인정한다."

"비록 단것을 먹지 않으면 뭔가 빠진 것 같지만 내 자신을 깊이깊이 온전히 받아들인다."

그 다음 '낮은 자존감'에 대한 확언은 다음과 같다.

"비록 결코 내가 충분하지 않지만 내 자신을 깊이깊이 온전히 받아들인다."

"비록 내 자신이 충분히 좋지 않았고 충분히 하지 못했다고 확신하지만 평온과 평화를 느끼고자 한다."

"비록 충분히 좋은 엄마가 아니지만 내 자신을 깊이깊이 온전히 받아들인다."

"비록 내가 불충분하다는 것을 알고 있고 어머니도 나에게 그렇다고 말했지만 내 자신을 깊이깊이 온전히 받아들인다."

"비록 내가 가치 있다고 느끼지 못하지만 내 자신과 나의 결점을 깊이깊이 온전히 받아들인다."

"비록 내 자신을 살찌고 매력이 없다고 보지만 내 자신을 깊이깊이 온전히 받아들인다."

이밖에 다른 감정상의 문제에 대한 확언은 다음과 같다.

"비록 계속해서 걱정하고 항상 안절부절못하지만 내 자신의 모든 것을 깊이깊이 온전히 받아들인다."

"비록 긴장이 풀리고 정신적으로 확고한 것이 무엇인지 모르지만 나의 모든 것을 사랑한다."

"내가 더 나아질 것이라는 것을 믿지 않고 다시 시도하려고도 않지만 현재 있는 그대로의 내 자신을 깊이깊이 온전히 받아들인다."

"비록 내가 항상 스트레스에 눌려있지만 내 자신과 내 삶을 깊이깊이 온전히 받아들인다."

"비록 나를 돌보아주는 사람이 없어 박탈감을 느끼지만 내 자신과 내 가족을 깊이 깊이 온전히 받아들인다."

다음과 같이 계속되는 피오나의 이야기를 통해서 그 결과를 알 수 있을 것이다.

나는 5~6개월 동안 약 9kg이 빠졌고 먹는 것을 조절할 수 있다는 확신을 가지게 되었다. 그동안 설탕, 빵과 같은 음식을 전혀 먹지 않았다. 다른 살빼기 프로그램과 감정풀이요법이 다른 점은 이런 음식에 대한 갈망이 없어진다는 것이다.

아이들은 두드리기 이야기를 하면 내가 바보처럼 생각되었는지 웃지만 눈으로 본 결과를 부정하지는 못한다. 나는 몸의 에너지 레벨을 위해서도 꾸준히 두드리기를 하고 있다.

내가 두드리기를 마치고 나면 눈이 더 밝아지고 안개가 걷히게 된다. 약으로 다룰 수 없는 경미한 우울증이 있는데 그것을 위해서도 두드리기를 하고 있다. 그뿐만 아니라 아이들, 남편, 어머니, 내 자신에게 화가 나거나 실망했을 때도 감정풀이요법 두드리기를 사용하고 있다.

● 살빼기를 막는 근본적 이유를 제거하여 성공한 경우 ●

다음 사례 역시 캐럴 룩 박사가 쓴 것으로, 살빼기에 있어 중요한 점을 다루고 있어 자세히 연구할 가치가 있다. 캐럴 룩 박사는 다음과 같이 말한다.

"살빼기를 지속적으로 하려면 사랑과 관심에 대한 결핍의 문제가 다루어져야 한다. 왜 이번에는 사라(Sarah)의 살빼기 프로그램이 성공적이었을까? 음식에 대한 것이 아니었기 때문이다. 사라는 감정풀이요법을 사용하여 살을 빼는 것에 대한 갈등의 밑바닥까지 갔다. 왜 살이 쪄있어야 할 필요가 있다고 느끼는지 그 이유를 처리했기 때문에 다시 살이 찔 이유가 없어진 것이다."

사라의 사례

사라는 전화로 하는 감정풀이요법 살빼기 프로그램을 통해 만나게 되었다. 그녀는 감정풀이요법을 하기 전 두 번에 걸쳐 살을 뺐으나 결국 다시 찌게 되었다.

감정풀이요법을 마친 뒤에 사라는 쉽고 행복하게 살을 뺐다는 편지를 보내왔다. 나는 그녀에게 왜 감정풀이요법이 효과가 있다고 생각하고 다른 요법과 무엇이 다른지 인터뷰를 했다.

사라는 감정풀이요법의 두드리기를 하여 마침내 문제에서 벗어나 해결책에 초점을 맞출 수 있었다고 말했다. 그녀는 두드리기를 함으로써 문제의 뿌리인 자기 자신에게 제한을 가하는 믿음과 장애에 빠르게 도달할 수 있었다고 했다.

그녀는 자신에 대해 "나는 목표에 도달할 가치가 없다", "나를 귀찮게 하는 남성으로부터 나를 보호하기 위해 여분의 살이 필요하다", "나는 사랑스럽지 않다"라는 생각을 가지고 있었다.

그녀는 사랑받을 가치가 있다고 전혀 느끼지 못했다. 그녀의 부모는 아들을 원하여 5년간 임신을 시도했으나 실망스럽게도 딸인 사라를 낳게 되었다. 사라는 좋은 일을 해도 칭찬과 주목을 받지 못했다. 그녀는 주의를 끌기 위해 종종 아팠다.

사라는 감정풀이요법 확언을 사용하면서 살을 빼는 것이 안전하다는 것을 느끼게 되었다. 그녀는 감정풀이요법으로 별다른 노력 없이 살이 빠지기 시작했다고 말했다. 또한 그녀는 노력할 가치가 있고 그녀가 바라는 것을 가질 가치가 있다고 느끼기 시작했다고 말했다.

두드리기는 사라로 하여금 몸의 감각을 주시하게 했고 배가 부를 때는 계속 먹지 않고 절제할 수 있게 했다. 그녀는 어머니로부터 "세상에는 굶주린 사람이 있어 그릇을 깨끗이 비워라"는 말을 항상 들었다.

그녀는 자신을 방해하는 것을 멈추게 하기 위해 감정풀이요법을 사용했다. 앞에서 언급했듯이 그녀는 좋은 일을 했어도 충분히 인정과 칭찬을 받지 못해서 주목을 갈망했다.

"전화상담 프로그램이 나를 붙잡고 있는 정신적 장애를 극복할 수 있게 해주었다. 감정풀이요법을 한번 해보고 해결책이 빠르게 쉽게 오는 것을 알게 되었다."

사라는 전화상담을 하는 동안 자신의 문제에 대해 두드리기를 하였다. 또한 게리 크레이그의 '이익 함께하기 테크닉(Borrowing Benefits Technique)'에 따라 두드리기를 하였으며, 내가 보낸 이메일에 따라 두드리기를 했다. 그녀에게 가장 효과가 있었던 확언은 다음과 같다.

"비록 많은 살을 빼야 하는 것이 실망스럽지만 이제 고무됨을 느끼겠다."

"비록 날씬해질 가치가 없다고 믿지만 이제 가치가 있다고 느끼겠다."

"비록 살을 빼야 하는 것에 화가 나지만 이제 새로운 방식으로 내 자신을 만족시키겠다."

"비록 항상 기운이 없고 음식이 나를 기분 좋게 만들지만 나의 모든 것과 모든 행동을 깊이깊이 온전히 받아들인다."

이와 같은 확언에 나와 있는 감정들은 다른 살빼기 프로그램에서는 다루어지지 않고 있으며 이러한 감정들은 살을 빼기 위한 힘겨운 노력을 방해한다는 것을 알게 되었다.

"비록 모든 것이 내 잘못이라고 믿고 있지만 이제는 느긋해지고 죄책감을 떨쳐버리겠다."

"비록 내가 성공할 가치가 있다고 확신하지 않지만 의심하는 것을 포함하여 나의 모든 것을 받아들이겠다."

"비록 내가 너무 달라지기 때문에 성공하는 것을 두려워하지만 이제는 성공을 주장하겠다."

이러한 자존감의 문제는 자기 자신을 방해하는 것의 핵심이 되며 인생에서 변화를 만들고자 하는 사람은 누구나가 그것을 중화시켜야 한다.

"비록 타인이 내 인생을 조절하려고 하지만 나의 힘을 되찾겠다."

"비록 타인이 나를 조절하려고 여전히 시도하고 있지만 내 방식대로 하고 내 내면의 소리에 귀 기울이겠다."

"비록 마음속 깊이 분노를 느끼지만 나의 감정을 받아들이겠다."

"비록 비만을 나의 길을 막는 용도로 사용하지만 내 자신과 나의 모든 것을 깊이 깊이 온전히 받아들인다."

자신이 과거에 통제당했던 문제가 있었다면 "당신의 방식대로 하지 않겠다" 또는 "나의 방식대로 하겠다"라고 확언을 바꾸는 것이 매우 도움이 된다.

"비록 그들로 인해 장애에 오랫동안 매달려 왔지만 이제 그것을 놓아버리겠다."

"비록 그들이 나를 내버려두고 나를 손상했지만 어찌되었든 나 자신에게 사랑스러움을 느끼겠다."

"비록 다시 박탈감을 느끼게 되고 그것을 파괴하는 것이 두렵지만 평온과 평화를 느끼겠다."

"비록 음식을 포기해야 하는 것이 두렵지만 내 자신을 깊이깊이 온전히 받아들이고 사랑한다."

"비록 충분한 사랑이 없었지만 이제 안전함을 느끼겠다."

여기서 충분함에 대해 강조를 하고자 한다. 이 사랑과 관심에 대한 박탈감의 문제는 살빼기를 지속적으로 하려면 반드시 처리해야 한다.

사라와의 인터뷰에서 그녀는 다음과 같은 사실을 밝혔다.

"내 자신을 조절할 수 있다는 것을 인식하는 것이 과식을 멈추는 데 도움이 되었다. 내가 원하면 멈출 수 있었고 더 원하면 더 먹을 수 있었다. 나는 적게 먹고 만족했다. 그랬더니 살이 빠지기 시작했다. 내 자신에게 자부심을 가지게 되었고 두드리기를 지속하도록 동기를 부여받았다."

사라의 살빼기 프로그램이 쉽게 성공하게 된 이유는 문제가 음식에 관한 것이 아니었기 때문이다. 그녀는 감정풀이요법을 사용하여 살빼기를 막는 가장 근본이 되는 장애요인이 무엇인지 알았다. 이제 그녀는 자신이 과체중 상태를 유지하려고 하는 것에 대한 근본적인 이유를 처리했으므로 다시 살이 찔 이유가 사라진 것이다.

● 감정으로 인한 과체중 문제를 해결하여 11kg 감량한 경우 ●

여기 캐럴 룩 박사의 감정으로 인한 과체중의 또다른 예가 있다. 과체중인 사람은 감정을 안정시키기 위해 음식을 사용한다. 그렇기 때문에 동기를 부여하는 책이나 세미나가 짧은 시간동안만 효과가 있는 것이다.

그런 방법은 진짜 원인을 처리하지 못한다. 그러나 감정풀이요법은 근본 원인을 찾아내고 중화시켜 과식을 하게 만드는 감정을 줄이거나 제거한다. 감정의 문제는 많은 사람들의 과체중과 중독증 문제의 중심에 있기 때문에 매우 중요하다고 할 수 있다. 캐럴 룩 박사는 이 분야를 마스터했으며 그녀가 소개하는 다음의 사례는 감정의 문제 해결에 도움이 될 것이다.

앤의 사례

앤(Ann)은 허리의 통증을 치료받던 중 감정풀이요법을 알고 있던 의사로부터 체중 문제를 해결하기 위해 나에게 보내졌다.

처음 전화를 걸었을 때 앤은 무섭다고 했다. 과체중 때문에 당혹해 하고 체중이 통증을 심하게 만든다는 것을 알고 있었지만 문제를 다룰 준비가 되어있다고 느끼지 않았다. 의사는 앤에게 나를 직접 찾아가 보라고 하였다. 왜냐하면 과체중이 통증과 건강상태를 조절하는 중요한 요인이라고 생각했기 때문이었다.

앤은 음식을 사용하는 주된 세 가지 이유를 인정했는데 그 첫 번째는 냉랭한 어머니와 아버지 없이 자란 감정상의 공허를 진정시키기 위해서, 두 번째는 육체적 고통을 참을 수 없을 때 위안을 얻기 위해서, 세 번째는 남편으로부터 감정적·육체적으로 받지 못한 애정으로 인한 공허감을 채우기 위해서였다.

나는 4개월에 걸쳐 이 세 가지 분야에 대해 작업을 했다. 앤은 과식과 대식을 하게 만드는 밑에 있는 감정 상태를 치유하고 중화시킨 뒤 무려 11kg이 쉽게 별다른 노력 없이 빠졌다.

앤은 오랜 세월 동안 과체중이었고 그녀의 어머니에게 까탈을 부리기 위해 음식

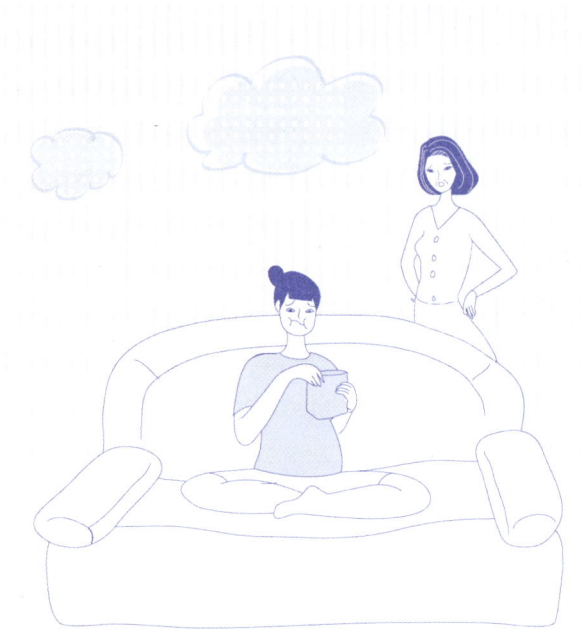

을 사용했다고 말했다. 어머니가 신경을 건들면 기분이 안 좋다는 것을 보이기 위해 음식을 사용했던 것이다.

   그녀는 자신의 행동이 어긋난 결과를 만들어낼 것이라는 것을 알았지만, 화가 나거나 분노가 치솟을 때 음식을 그런 방식으로 사용하는 것을 멈출 수가 없었다. 앤은 말 그대로 소란을 잠재우기 위해 먹었다. 오래 지속된 어머니에 대한 분노는 앤으로 하여금 자신이 마치 집안의 어른인 것처럼, 혹은 어른과 대등한 관계에 있는 것처럼 생각하게 만들었다. 그녀는 어머니의 기본적인 사랑과 애정에 목말라 했으며, 자신의 말에 귀 기울여주거나 이해를 해준다고 생각되지 않았다. 그녀의 어머니는 딸에게 호감이 가지 않는다고 말했다.

내가 앤에게 살이 빠지고 오후의 과식습관을 그만두면 무엇이 나빠지는지를 물었다. 그녀는 항상 불만족스럽고 화가 나고 이런 감정에 대해 무엇을 해야 할지 모르겠다고 했다. 또한 삶에서의 모든 혼란에 익숙해져야 하는 것이 두렵다고 말했다. 그러던 그녀가 마침내 감정적 고통과 거절과 버림받은 감정으로부터 자신을 보호하기 위해 과식을 이용했다고 인정했다.

그녀의 감정에 대해 다음과 같은 확언과 함께 두드리기를 했다.

"비록 엄마가 나를 좋아하지 않았으나 내 자신을 완전히 좋아하고 받아들인다."

"비록 엄마가 내가 훌륭하다고 생각하지 않아도 내 자신을 깊이깊이 온전히 받아들인다."

"비록 외로움을 달래기 위해 음식을 사용하지만 내 자신을 깊이깊이 온전히 받아들인다."

"비록 내가 비만이라는 것을 인정하는 것이 창피하지만 어찌되었든 내 자신을 받아들이겠다."

"비록 엄마가 나를 이해한 적이 결코 없지만 엄마 그대로를 받아들인다."

"비록 엄마가 너무 이기적이어서 내 말을 듣지 않지만 어찌되었든 내 자신의 감정을 받아들인다."

몇 번의 세션을 하면서 앤은 등과 무릎의 통증에 대해서도 두드리기를 했다. 그녀는 좌골신경통이 매우 심했다. 일년 전에 무릎관절 교체 수술을 했는데, 인대가 파열되어 플라스틱 조각을 교체하기 위해 두 번째 수술을 받아야 했다. 그녀는 고통을 겪어야 하는 것 때문에 매우 낙담했다.

이에 대해 그녀는 다음과 같은 확언으로 두드리기를 했다.

"비록 누구도 내가 겪고 있는 것을 알지 못하는 것에 화가 나지만 나는 내 자신을 받아들이고 사랑한다."

"비록 통증 때문에 화가 나지만 내 자신을 있는 그대로 깊이 온전히 받아들인다."

"비록 무릎에 통증과 등에 만성 통증이 있지만 나의 모든 것을 받아들인다."

"비록 내 무릎에 화가 나고 분노가 일지만 내 자신을 사랑하고 받아들이겠다."

"비록 통증이 나의 엄마를 생각나게 하고 분노를 느끼지만 그 고통을 포함하여 내 자신을 깊이깊이 온전히 받아들인다."

"비록 고통 때문에 정상정인 삶을 살지 못하지만 어찌되어든 나의 모든 것을 깊이깊이 온전히 받아들인다."

"비록 통증이 나를 방해하고 희망이 없고 도움 받을 수 없다고 느끼게 만들지만 내 자신을 받아들이고 사랑하겠다."

그녀의 통증은 세션을 하는 동안 많이 줄어들었고 집에서도 두드리기를 계속하며 두려움을 극복했다. 그런데 그녀의 또다른 감정상의 고통은 결혼생활이었다. 그녀는 사랑과 애정이 부족하여 어려움을 겪고 있었다. 그녀는 결혼생활이 바뀔 수 있다는 희망을 가지고 있지 않았고 남편과의 대화에 어떤 진전도 없었다. 그녀의 욕구가 중요하게 여겨지지 않는 것에 대해 화가 나고 분개한다고 말했다. 그래서 다음과 같은 확언으로 두드리기를 했다.

"비록 내가 하는 것에 인정을 받지 못하지만 어찌되었든 내 자신을 사랑하고 인정한다."

"비록 남편이 내 말을 듣지 않을 때는 화가 나지만 내 자신에게 귀 기울이겠다"

"비록 사랑과 애정을 갈망하기 때문에 좌절감을 느끼지만 어찌되었든 편안함을 느끼겠다."

"비록 거절당해 매우 고통스럽지만 내 자신을 깊이깊이 온전히 받아들인다."

앤은 세션 사이에도 가끔씩 두드리기를 했고 삶의 모든 분야에서 점점 발전을 경험하였다. 그녀는 더 이상 어머니 때문에 괴로워하지 않았고 아이 때 경험하지 못했던 평화를 느끼게 되었다.

그녀는 "음식이 더 이상 내 생활의 중심에 있지 않고 적당히 먹고 배가 부를 때와 필요할 때를 잘 인식하고 있다"라고 말했다. 이어서 "나는 이제 음식을 입에 밀어 넣는 것을 즐기지 않는다"라고 말했다.

앤은 먹는 습관이 바뀌어도 박탈감을 느끼지 않은 것에 감격하였고 이것이 살을 빼고자 하는 그녀의 목적에 도달하게 해줄 것이라는 생각을 하였다.

그녀는 "나는 더 이상 내가 느끼는 궁핍을 채우기 위해 먹을 필요가 없다"라고 말했다. 여전히 좋아하는 음식을 먹고 있지만 몸이 필요로 하는 것에 새로운 인식을 가지게 되었다.

이제는 혼자 있는 시간을 가지고 그녀의 느낌을 읽고 생각하고 두드리기를 한다. 그녀는 어머니나 남편은 전혀 변하지 않았다는 것을 인정하고 있지만 두 사람과의 관계에 있어서의 감정을 확인하고 처리할 수 있다는 확신을 가지고 있다.

이제 앤은 감정을 채우는 방법으로, 또는 현실 상황을 피하려고 음식을 남용하려는 욕구를 가지고 있지 않다. 통증은 더 나아졌고 계속해서 의사를 찾아가 오래된 질환에 도움을 받고 있다. 살을 11kg이나 뺐고 앞으로도 계속 원하는 체중을 유지할 것이라는 확신을 가지고 있다.

내가 감정풀이요법이 어디에 가장 유용했는지 물어보았더니, 그녀는 갇혀 있던 좌절감과 공허감에 사용하여 삶에 변화를 만들어 과식을 멈추게 하고 자신의 몸과 건강을 돌볼 수 있게 해준 것이라고 밝혔다.

● 잠재된 과거의 기억이 살빼기를 방해함을 보여준 경우 ●

많은 경우에 보았듯이 살을 빼고자 하는 노력은 미해결된 감정의 문제에 초점을 맞추어야 한다. 그렇지 않으면 사람들은 다이어트나 운동을 통해 의지력을 사용하여 순간적인 결과를 얻게 되는 것을 반복하게 된다.

분노, 죄의식, 두려움, 트라우마, 근심이 해결되었을 때만 지속적인 살빼기가 될 수 있다. 많은 경우 그러한 감정이 과식의 뒷면에 있는 원인이 되기 때문이다.

다음과 같은 캐슬린 살레스(Kathleen Sales)의 사례는 과거의 기억이 어떻게 효율적으로 해결될 수 있는지를 보여준다.

캐슬린의 사례

캐슬린은 살빼기뿐만 아니라 계속 체중을 유지하는 법을 알고자 했다. 그녀는 이 세상에 나와 있는 모든 살빼기 프로그램을 시도하여 살빼기를 성공했으나 항상 다시 살이 쪘다고 했다.

처음 상담에서 살을 빼는 것과 그것을 유지하는 문제에 대하여 작업을 하게 될 것이며, 체중은 음식만의 문제가 아니기 때문에 삶에 영향을 주는 감정의 문제에 초점을 맞출 필요가 있다고 설명하였다.

그녀가 나의 말에 동의하였고 세션을 시작하였다. 나는 살빼기에 관한 몇 가지 전형적인 질문을 하였다.

"얼마나 오랫동안 체중에 문제가 있었는가?"

"언제 체중에 문제가 있다는 것을 인식하게 되었는가?"

"가족 중 체중 문제가 있는 사람이 있는가?"

그녀는 여러 가지 질문에 대해 답하던 중, 어린 시절 그녀를 괴롭힌 대부에 대해 말할 때 갑자기 얼굴이 긴장되기 시작했다.

매주 그녀의 가족은 대모와 대부를 만나러 여행을 했는데 아무도 그녀 주변에 없으면 대부가 다가와 그녀에게 "야, 이 뚱땡아!"라고 말했다. 당시 그녀는 6~7세였고, 9~10세가 될 때까지 계속 그런 일이 벌어졌다.

그녀의 머릿속에서 메아리치는 그 말은 큰 슬픔과 노여움을 표면에 나타나게 하였으므로 이것을 치료의 시발점으로 삼았다. 그 문제와 관련된 감정의 강도를 물어보니 '10'이라고 대답하였다. 나는 가슴압통점 두드리기부터 시작하며 눈을 감고 이렇게 따라하게 했다.

"비록 '야, 이 뚱땡아'라는 잔인한 말을 들었지만 내 자신을 깊이깊이 온전히 사랑하고 받아들인다."

"비록 클레어의 잔인한 말 '야, 이 뚱땡아'가 크게 메아리쳐도 내 자신과 내 몸을 깊이깊이 온전히 사랑하고 받아들인다."

"비록 클레어가 하는 고통을 주고, 잔인했던 말 '야, 이 뚱땡아'를 들었지만 내 자신을 깊이깊이 온전히 사랑하고 받아들인다."

그리고 다음과 같은 것들에 대하여 두드리기를 했다.

- "야, 이 뚱땡아"라는 잔인한 말
- "야, 이 뚱땡아"라는 클레어의 말이 메아리치는 것
- "야, 이 뚱땡아"라는 클레어의 잔인한 목소리
- "야, 이 뚱땡아"라는 클레어의 고통을 주는 말
- "야, 이 뚱땡아"라는 잔인한 말이 내 안에서 메아리치는 것

감정의 강도가 매우 강했으므로 손등 두드리기를 할 때 '여전히 남아있는'이라는

문구를 앞에 붙여서 했다. 그리고 마지막에는 "어찌되었든 내 자신을 깊이깊이 완전히 사랑하고 받아들인다"를 말하면서 두드리기를 했다.

그녀에게 조용히 눈을 감고 자기내면을 바라보게 했다. 그리고 감정을 물으니 그녀는 평온을 느낀다고 했고 얼굴 표정이 밝아졌다. 그 다음 "야, 이 뚱땡아"라는 말을 반복하고 무엇이 일어나는지 보라고 했다. 그녀는 따라했고 미소를 지으면서 "그건 단지 말일 뿐이고 나에게 어떠한 영향도 미치지 않아요. 클레어가 사라져버렸어요!"라고 말했다.

다음 세션에서 "야, 이 뚱땡아"를 반복하게 했으나 아무 일도 일어나지 않았다. 단지 미소와 가벼운 끄덕임만이 있을 뿐이었다. 그녀는 "나를 괴롭혔던 클레어를 사라지게 한 것처럼 다른 사람도 사라지게 할 수 있나요?"라고 말할 때 놓아버려야 할 또다른 사람이 있다는 것을 알게 되었다. 우리는 그것에 대해 작업을 했고 놀라운 결과를 얻었다.

• 감정의 문제 해결이 중요함을 보여준 경우 •

미국에서 비만산업은 매우 크게 자리하고 있는데 그 이유는 사람들이 오래 지속되는 결과를 얻지 못하기 때문이다. 그래서 사람들은 기적적인 해답을 발견하고자 하는 희망을 가지고 이 방법도 한번 해보고, 다른 방법도 시도해보며 많은 돈을 쓰게 된다.

성공적으로 살을 빼기 위해서는 감정의 문제가 먼저 사라져야 한다. 해결되지 않은 감정이 있으면 살빼기가 오래 지속되지 않는다. 다음은 존 가렛(John Garrett)이 보고한 사례로서 이러한 것을 잘 보여준다.

티나의 사례

티나(Tina)는 살빼기에 진전이 없어 낙담을 하여 나에게 찾아왔다. 그녀는 병적으로 살이 쪄 있었고 지난 6주 동안 열심히 다이어트를 하고 운동을 했으나 노력에 대한 성과가 없었다.

그녀는 나를 찾아오기 전날 언니와 대립이 있었다. 언니인 리즈(Reese)는 멋진 보디빌더이자 트레이너였다. 그녀는 리즈에게 아픈 무릎을 위해 다리운동을 어떻게 해야 하는지를 물었는데 식습관에 대한 길고긴 강의를 들어야 했다. 리즈는 과거 어린 시절부터 선택한 음식에 대해 질책을 했으며 티나의 아들이 과체중이 되도록 한 것에 대해서도 비판을 했다.

"너의 감정을 상하게 하려는 게 아니야. 하지만…"이라는 말로 시작했으나 리즈의 필요치 않는 비난에 티나는 매우 상처를 받았으며 방어적이 되었고 리즈의 반응에 화가 났다. 리즈 또한 화를 내고 방어적이 되었고 의견 대립이 크게 일어났다.

티나가 자신의 감정을 나에게 표현할 때 그녀는 날씬해진다는 생각을 포기할 준비가 되어있었고, 언니의 판단을 받아들여야 한다고 생각하고 있었다.

오늘 아침에 무엇을 먹었는지 기억할 수 없는데, 35년 전 어린아이 때 먹은 것을 기억하라는 리즈의 말은 그녀를 자의식이 무척 강해지도록 만들었다. 그녀는 체중 문제에 대해 유전자를 탓하지 말라는 소리를 듣고 수치심을 느꼈고, 그녀의 아들 또한 너무 많이 먹어 뚱뚱하다는 소리를 듣고 상처를 받았다.

티나는 무척이나 화가 났고 더 나아가 혼란과 좌절감을 느꼈다. 그녀는 십대 아들의 체중에 심한 죄의식을 느꼈고 아들이 그녀의 전철을 밟게 될 거라는 것에 소름이 끼쳤다.

언니와의 대립은 그녀의 죄의식을 확실하게 만들고 그녀로부터 에너지를 빼앗고 다이어트 프로그램을 계속 따라할 힘도 빼앗아 버렸다. 눈물을 흘리며 그녀는 포기할 준비가 되어있었다.

그녀는 체중 문제를 해결하기 위해서가 아니라 언니와 대립하면서 과체중 이상의 어떤 문제가 있다는 것을 인식한 뒤 그것을 해결하기 위해 나에게 오기로 결심하게 되었다.

그녀는 언니와 다툰 후 눈물을 흘리며 침대에 몸을 던졌는데, 잠시 졸았으나 잠을 자지는 않았다. 알파상태(자기 각성)에 들어가 세 살인 그녀가 언니와 함께 테두리가 있는 침대 옆에 서있는 자신을 마음속에 그렸다.

언니는 바를 잡고 와서는 티나의 팔과 다리를 꼬집어 그녀가 울게 만들었다. 언니가 새로운 아기에 질투심을 느끼고 자신의 인생과 어머니와의 관계를 혼란케 하는 그녀를 혼내주고 싶어한다는 것을 느낄 수 있었다. 티나는 언니가 입과 코를 막고 그녀를 질식사시키려는 장면이 떠올랐다. 언니가 티나의 얼굴에 베개를 놓는 장면도 몇 번 떠올랐는데 그 때문에 티나가 패닉상태로 버둥거리게 되었다.

이러한 광경은 티나를 깜짝 놀라게 만들었고 나를 찾아오게 만든 주요한 이유가 되었다. 티나는 최면을 공부했으며 이들 광경이 실제로 일어난 일이거나, 아닐 수도 있다는 것을 이해했다.

티나는 실제로 일어났던 것이든지, 단지 언니에 대한 자신의 감정을 설명하기 위해 만들어진 것인지는 중요하지 않다는 것에 동의하였다. 매우 사실처럼 그녀에게 느껴지기는 했지만 중요한 것은 바로 그 느낌이었다.

티나는 어머니로부터 리즈가 항상 그녀에게 질투심을 가지고 있었다는 말을 들었다고 했다. 리즈는 지금까지도 질투의 문제를 가지고 있다. 티나의 어머니는 티나가 매우 영리하고 사교적이었던 반면에 리즈는 무뚝뚝하고 부끄럼을 많이 탔다고 말했다.

어린 시절 사교적이고 발랄했던 티나는 손님들과 가족들로부터 주목을 받았고 '버블(Bubbles)'이라는 별명을 얻기도 했다. 그녀는 긴 금발로 보는 사람의 시선을 사로잡았다.

그런데 티나와 달리 리즈는 마르고 성긴 머리카락을 가졌고 열 살이 될 때까지 머리숱이 거의 없었다. 티나가 다섯 살이 되었을 때 그녀의 어머니는 리즈의 질투에 화가 나서 티나의 아름다운 금발머리를 짧게 잘라 리즈의 매력이 없는 머리와 대등하게 만들어버렸다.

성장하면서 리즈는 자신의 머리와 외모에 비정상적일 정도로 집착하게 되었고 항상 다이어트와 운동을 하였다. 티나는 많은 활동을 하였지만 십대가 되어 살이 찌기 시작할 때까지 몸에 주의를 기울이지 않았다.

어른이 되었을 때 티나는 리즈의 몸과 외모에 감탄하였고 보디빌딩대회에 나가는 리즈를 응원하면서 그녀가 자랑스러웠다. 그러나 리즈와 반대로 더욱 비만해진 티나는 그런 대회에 참석하면 외모와 체격에 초점이 맞추어지므로 강한 수치심을 느끼게 되었다.

티나는 다음의 확언으로 감정풀이요법을 시작하였다.

"비록 리즈가 나를 꼬집었던 기억이 있지만…"

"비록 리즈가 손으로 나를 질식시켰던 기억이 있지만…"

"비록 리즈가 나를 베개로 질식시켰던 기억이 있지만…"

"비록 리즈가 나를 죽이려고 하였지만…"
"비록 엄마가 리즈의 기분을 좋게 하려고 내 머리를 잘랐지만…"
"비록 리즈가 나를 미워했지만…"
"비록 리즈의 기분을 좋게 하기 위해 별 볼일 없어져야 했지만…"
"비록 내가 별 볼일 없어져야 했고 그렇지 않으면 리즈가 나를 죽게 만들었겠지만…"
"비록 리즈의 기분을 좋게 만들기 위해 살찐 상태로 있어야 했지만…"
"비록 내 아들이 살찐 게 나의 잘못이지만…"

하품이 계속되었고 티나는 매우 피곤해 했다. 그녀는 몇 번을 멈추고자 했다. 하지만 그녀의 언니에 대한 감정이 사라질 때까지 계속했다.

그리고 나서 다음과 같은 확언으로 두드리기를 했다.

"나는 날씬하고 알맞은 몸이 되겠다."
"날씬하고 알맞은 몸이 되는 것은 안전하다."
"좋은 선택을 하고 계획에 따라 날씬하고 알맞은 몸이 쉽게 될 수 있다."

티나는 매우 지쳤다. 그녀는 더 이상 할 수 없다고 말했고 집으로 가서 잠을 잤다. 그녀는 그 다음날까지 13시간을 잤다고 했다. 그런데 다음날 자신이 이완되고 만족해 있는 것을 발견하고는 놀랐다.

그녀는 언니에 대한 생각에 감정적 반응이 거의 없었고 긍정적인 기대를 가지고 힘차게 살빼기를 다시 시작했다. 그녀는 언니를 생각하면 나타나는 불쾌감에 대하여, 그리고 새로운 날씬한 자신을 받아들이기 위해 두드리기를 매일 하기로 하였다.

마침내 그녀는 언니에 대한 오랜 공포와 고통을 버렸고, 살빼기 목표를 달성하기 위한 방법과 확신을 가지게 되었다.

• 음식에 대한 중독과 과체중을 해결한 경우 •

캐럴 룩 박사는 중독증, 살빼기와 같은 것에 감정풀이요법을 사용하여 성공한 인상적인 사례를 많이 가지고 있다. 문제가 단순하지 않은 경우에 접근하는 법은 여러 가지가 있지만 다음 사례는 독자들의 관심을 끄는 접근법을 보여주고 있다.

워크숍을 하면서 캐럴 룩 박사는 참석자의 즉각적인 음식에 대한 갈망을 감정풀이요법으로 처리했고 그 갈망의 이면에 있는 감정으로 기술적으로 옮겨갔다. 이것은 대부분의 중독증과 과체중 문제의 실제 원인으로 들어가는 이상적인 방법으로 보여진다. 해결되지 않은 감정이 음식과 다른 물질을 통해 평온을 얻고자 하며 걱정과 불안을 야기하는 것은 자명하다.

브렌다의 사례

브렌다(Brenda)는 National Guild of Hypnotists Convention에 있었던 '근심 해소를 위한 감정풀이요법' 과정에 참여했다. 음식에 대한 욕구와 그 밑에 깔려있는 감정에 대한 시연을 하기 위해 지원자를 요청했는데 브렌다는 4명의 지원자 중 한 명이었다.

그녀는 준비된 음식 가운데 M&M 초콜릿을 선택했고 욕구의 강도는 0에서 10 중에서 8이었다. "비록 나는 이 음식에 대한 욕구를 가지고 있고 음식의 맛이 정말 끝내주지만 내 자신을 깊이깊이 온전히 받아들인다"로 처음 두드리기를 했다.

4명 모두 욕구의 강도는 줄어들었다. 한 여성은 욕구가 매우 낮아져 아버지와 함께했던 좋았던 때를 기억한다고 말했다. 브렌다는 심한 슬픔을 느낀다고 말했다. 그녀는 8세 때 아버지를 잃었는데 어머니는 우는 그녀를 어찌하지 못해 초콜릿을 주어 울음을 그치게 했다고 한다.

　4명의 지원자는 단것을 먹는 것을 그들이 경험한 감정과 연관지어 다음과 같이 말하며 두드리기를 했다.

　"비록 깊은 슬픔을 느끼고 그것을 덮어버리기 위해 먹고자 하지만 내 자신을 깊이 깊이 온전히 받아들인다."

　"비록 깊은 상실감을 느끼고 내 자신을 음식으로 채우고자 하지만 내 자신을 깊이 깊이 온전히 받아들인다."

　"비록 그들이 나를 떠나 버림받았다고 느끼지만 내 감정을 깊이깊이 온전히 받아들인다."

　지원자들은 계속해서 그들이 경험한 슬픔을 풀어냈다. 브렌다는 M&M 초콜릿에 대한 욕구는 매우 낮아졌으나 슬픈 감정은 표면에 강하게 나타났다고 이야기했다. 그녀는 참석자들에게 두 아이와 약혼자와 애완동물을 잃었다고 이야기했다. 또한 가슴에 회전하는 공과 같은 강한 육체적 슬픔을 느낀다고 했다.

　그들은 다시 다음과 같이 말하며 두드리기를 했다.

　"비록 단것이 만드는 느낌을 좋아하기 때문에 기분 좋아지기 위해 단것을 사용하지만 단것 없이 안전과 편안함을 느끼고자 한다."

　"비록 만족할 수 없지만 어찌되었든 내 자신을 사랑한다."

　"비록 단것이 나를 기분 좋게 만드는 유일한 것이지만 내 자신을 깊이깊이 온전히 받아들인다."

　브렌다는 참석자들에게 자신의 급소를 찌르는 게 있다고 말했다. 그녀가 진정 원하는 것은 자신이 겪은 고통을 인정받는 것임을 깨달았다. 그녀는 참석자들에게 모두가 그녀를 강한 사람으로 보고 일을 쉽게 이룬다고 생각한다고 말했다.

브렌다는 슬픔과 인정받는 것에 대하여 두드리기를 몇 번 더 했다. 또한 그녀가 사람에게 다가갈 때 "사람들은 항상 죽는다"라는 잘못된 믿음에 대하여도 두드리기를 했다.

"비록 사람에게 다가가는 것이 안전하다고 느끼지 않지만 내 자신을 사랑하고 받아들이겠다."

"비록 충분히 고통을 받았고 더 이상 고통 받을 필요가 없지만 내 자신을 깊이깊이 온전히 받아들인다"

브렌다는 마지막 두드리기에서 오랫동안 지녀온 엄청난 고통이 해소되었다고 했다. 그리고 그녀는 "맞아! 충분히 고통 받았어"라고 자신이 말하는 것을 들었으며, 이제 깊은 슬픔을 놓아버려도 된다는 생각이 들었다고 했다.

4주가 지난 뒤에 브렌다와 무엇을 했는지 이야기를 나누었다. 그녀는 첫주에 두드리기를 하고 그만두었다. 그녀는 수업에 참가한 후 어떤 단음식도 먹지 않았는데

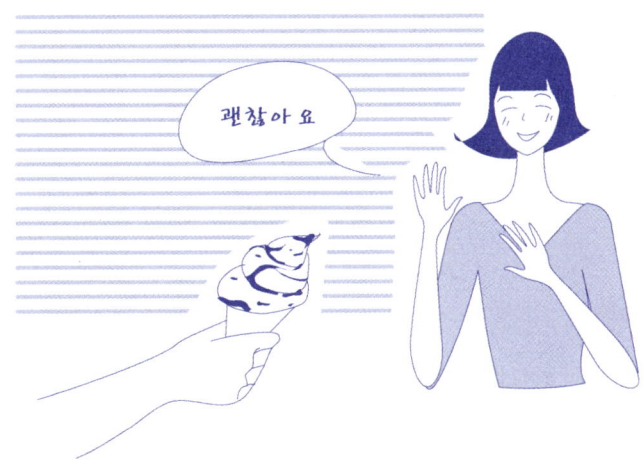

플로리다에서의 1주간의 휴가기간에도 그것을 지켰다. 아이스크림은 그녀를 편하게 만드는 음식이었는데 4주 동안 전혀 먹지 않았다.

또한 지난주는 그녀의 생일이었는데 생일케이크를 한 조각 먹었을 때 맛이 너무 달아 좋아하지 않았다. 수업 중 시연할 때 브렌다는 M&M 봉지를 그녀의 삶에서의 단것에 대한 심벌로 사용했는데 케이크와 아이스크림에도 효과가 있었다.

브렌다는 아직 몸무게를 재지는 않았지만 주변 사람들에게서 살이 빠진 것 같다는 소리를 들었다고 했다. 그녀는 이제 체중 문제를 완전히 다룰 준비가 되었고, 감정풀이요법 두드리기가 자기 삶에서 필요한 순간에 나타났다고 말했다.

• 13kg의 살을 빼고 활기를 되찾은 경우 •

앞에서도 소개했지만 캐럴 룩 박사는 살빼기와 중독증에 있어서 전문가이다. 이번에는 메리(Mary)가 13kg을 성공적으로 뺀 사례를 이야기하고자 한다.

이 사례는 치료받는 사람의 홈워크의 중요성을 강조하면서 과체중 이면에 있는 감정적 원인의 중요성도 강조하고 있다. 캐럴 룩 박사는 "메리는 증상을 없애는 것뿐만 아니라 매우 깊은 차원에서 변화를 만들어냈다"고 말하였다.

메리의 사례

에너지 심리학(Energy Psychology) 모임이 있기 전 메리는 나에게 연락을 해 작년에 감정풀이요법 수업을 받은 뒤 13kg을 뺐다고 했다. 그녀는 인터뷰를 통해 성공담을 나누는 것에 동의했다.

　메리는 지난 10여 년간 체중이 증가했고 에너지가 매우 심하게 고갈되어 살빼기 강좌에 참여했다. 허무감이 원인이었지만 건강과 활력을 증진시키는 것에 관심이 있었다. 그녀는 감정풀이요법 수업에서 강박적 과식을 유발하는 음식을 먹고자 하는 중독적 충동을 제거하는 자원자로 나섰다. 그녀는 '레이(Lay) 감자칩'에 매우 약했다. 마침 나는 레이 감자칩을 시연을 위해 준비해두었다. 다른 지원자들과 함께 메리는 두드리기를 했다.

　"비록 감자칩에 저항할 수 없지만 내 자신을 깊이깊이 온전히 받아들인다."

　감자칩의 냄새도 좋아하지 않을 정도가 될 때까지 몇 번의 두드리기를 했다. 메리는 이전에는 냄새에 취해버렸는데 "이제 감자칩의 냄새가 너무 느끼해요"라고 말했다. 메리에게 있어 감자칩은 막강한 영향력을 발휘했었기 때문에 그녀는 욕구와 강박관념에서 벗어나게 된 것에 놀라고 즐거워했다.

　그 다음 중독적 충동을 일으키는 근원이 되는 감정과 문제를 탐색했다. 메리는 좋아하는 음식 먹는 것을 그만두면 박탈감을 느끼게 되는 것을 두려워했다. 그래서 다음과 같이 두드리기를 했다.

　"비록 박탈감을 두려워하고 어떤 것도 포기하고 쉽지 않지만 내 자신을 깊이깊이 온전히 받아들인다."

　두드리기를 하는 동안 참석한 많은 사람들이 중독된 대상을 포기해야 한다고 생각할 때 심한 상실감을 느꼈다고 이야기해서 그 감정에 대한 두드리기를 했다.

　"비록 살을 빼야 하고 좋아하는 음식을 포기해야 하는 것을 생각할 때 슬픔이 느껴지지만 내 자신을 깊이깊이 온전히 받아들인다."

　메리에게 감자칩을 주며 가지고 있든지, 되돌려주든지 마음대로 하라고 하였다.

그녀는 감자칩을 나에게 되돌려주는 것을 쉽게 결정하고는 자신도 놀랐다.

그녀는 자신이 감정적 이유로 음식을 먹는 사람이었고 근심, 스트레스, 외로움, 슬픔 같은 자신의 감정을 마비시키기 위해 음식을 사용했다고 말했다. 더불어 그녀는 "나는 느끼고 싶지 않은 감정을 채우기 위해 먹었다"고 하면서 즐거울 때나 축제 분위기에서도 과식을 했다는 것을 밝혔다.

다른 지원자는 "언니와 나는 매우 컸으나 어머니만큼 충분치 못했다"라고 하면서 자신의 제한된 마음과 감정상태를 수강생들 앞에서 확인하였다. 메리도 그런 감정에 공감했고 자신을 제한하는 마음과 과체중을 보호용으로 사용하고 있다는 의구심을 제거하기 위해 다음과 같은 확언으로 두드리기를 했다.

"비록 여분의 체중이 없으면 안전함을 느끼지 못하지만 내 자신을 깊이깊이 온전히 받아들인다."

"비록 결코 충분하지 않았었고 충분하지 않고 충분하지 않을 것이지만 어찌되었든 만족감을 느끼겠다."

메리는 모임에서 동기를 부여받고 관리할 수 있다는 느낌을 가지고 집으로 돌아왔다. 그녀는 새로운 식사 프로그램과 운동 프로그램을 시작하고 권장한 대로 매일 두드리기를 하였다.

그녀는 집, 차, 직장에서 두드리기를 하였고 감정을 평온하게 만들기 위해 더 이상 먹을 필요가 없다는 것을 깨닫게 되었다. 이제는 운전하다가 과자와 정크 푸드를 집기 위해 멈추지 않았다. 그녀는 먹는 대신에 잠시 멈추고 자신이 경험한 감정을 인정하고 두드리기를 했다.

그로부터 4개월 뒤 그녀는 13kg이나 살을 뺄 수 있었다. 나는 그녀에게 지난 9월에서 최근의 5월 모임 사이에 무슨 일이 일어났는지 물어보았다.

그녀는 진전 없이 정체기를 초래한 세 가지의 매우 심한 스트레스가 있었다고 했다. 그녀의 어머니가 폭행을 당했고, 아버지가 스트레스성 질환으로 10월에 돌아가셨으며, 그녀는 직장에서 소란과 불안정으로 위협을 느꼈었다. 비록 10월과 3월 사이에 두드리기를 완전히 멈추었지만 음식에 대해 강박적인 생각과 행동에 빠지지 않았고 13kg이 빠진 것을 유지할 수 있었다.

그녀가 얼마나 변화했다는 것은 중요한 정보이다. 그녀는 증상을 없애기 위해 작업을 한 것이 아니라 깊은 차원에서 변화를 만들어낸 것이다. 슬픔을 인정하고 처리한 뒤인 3월에 그녀는 다시 두드리기를 시작했고 5월 에너지 심리학 모임이 있기 전에 3kg을 더 뺐다.

몸무게가 달라진 것 외에 메리의 가장 큰 변화는 에너지가 증진된 것이었다. 그녀는 활기가 넘치고 컨디션이 좋았고 더 나아보였다. 음식을 조절하는 것은 어떤지 물어보았더니, 그녀는 감자칩 한 조각만 먹을 수 있다고 했다. 감정풀이요법을 하기 전에는 그녀에게 있을 수 없는 일이다.

그녀는 그렇게 많은 체중이 줄고 기분이 좋아진 것은 기적과 같다고 말했다. 그리고 "나는 진짜 배고픈 느낌을 알았고, 감정풀이요법이 삶에 도움이 되지 않는 감정을 정화하게 하였다. 나아가 정신영역이 확장되도록 도왔다"고 말했다.

● 근심을 다스리고 평온해짐으로써 살빼기에 성공한 경우 ●

다음 사례는 캐럴 룩 박사가 쓴 것으로, 내면에 잠재된 감정 문제 해결의 중요성을 여실히 보여준다.

존의 사례

존(John)은 자신의 몸을 불만족스러워했고 살을 빼기를 원했다. 그는 감정풀이요법을 사용하여 7kg을 감량했는데 여전히 키와 체격 때문에 불만스러웠다. 그는 기분을 끌어올리기 위해서나 피로회복제로 단것을 먹는 약점이 있었다.

새 직업에 적응하고 있는 그는 걱정을 하거나 기분이 나쁘거나 논쟁을 할 때는 단것을 찾는다는 것을 알게 되었다. 이미 성공에 대한 두려움, 질시에 대한 두려움에 대해 감정풀이요법으로 잘 처리했기 때문에 살을 빼기 위해 감정풀이요법을 사용하는 것을 어렵게 생각하지 않았다.

나는 존에게 M&M 초콜릿 한 접시와 포장이 된 초콜릿을 주었다. 그는 아침에는 욕구가 약하다고 했다. 그럼에도 불구하고 욕구의 강도를 3~4로 매겼다. 초콜릿에 대한 느낌이 별로 없다가 양질의 초콜릿을 보자 욕구가 상승한 것이다. 그는 다음과 같이 말하며 두드리기를 했다.

"비록 걱정할 때 단것을 먹고자 하나 내 자신을 깊이깊이 온전히 받아들인다."

그는 즉시 편안해졌고 초콜릿에 대한 흥미가 줄어들었다. 다시 다음과 같이 말하며 두드리기를 했다.

"비록 단것이 기분 좋아지게 만들 거라고 생각하기에 단것을 찾지만 내 자신을 깊이깊이 온전히 받아들인다."

그리고 존이 어렸을 때 가족들의 음식에 대한 태도에 대해 이야기를 나누었다. 그는 아버지가 살찐 사람을 싫어한다고 말하였다. 또한 아버지는 그가 너무 많이 먹는 것, 게으른 것, 소설 읽기를 즐기는 것, 운동보다 글쓰기를 하는 것에 계속해서 비난했다고 했다. 현재 존은 매우 성공적인 작가며 회사에 소속되어있고 프리랜서 일도 하고 있으며 상당한 보수를 받고 있다.

이에 대해 존은 다음과 같은 확언으로 두드리기를 했다.

"비록 아버지가 내가 먹는 것과 방식을 싫어했지만 내 자신을 깊이깊이 온전히 받아들인다."

"비록 아버지가 아이인 내가 과체중이었던 것을 비난했지만 내 자신을 깊이깊이 온전히 받아들인다."

"비록 있는 그대로의 내 자신을 인정받지 못했지만 내 자신을 깊이깊이 온전히 받아들인다."

"비록 아버지가 있는 그대로의 내 자신을 받아들이지 않았지만 내 자신을 깊이깊이 온전히 받아들인다."

존은 마지막 두드리기를 하며 눈물을 흘렸다. 그는 아버지의 계속되는 비난에도 불구하고 먹는 것과 체중을 어쩌지 못해 사춘기 동안 자존감이 매우 낮았다고 했다. 그는 감정의 강도에 놀라워했고 그가 기억하는 것 중 아버지에게 인정받지 못하는 것이 가장 고통스러웠다고 시인했다.

그 다음에 존은 학교에 적응하지 못하고 열등감을 느꼈던 것을 기억해 냈다. 또 두드리기를 했다.

"비록 나의 몸과 과체중에 부끄러움을 느끼지만 내 자신을 깊이깊이 온전히 받아들인다."

이어서 부끄러움을 줄이기 위한 두드리기를 두 번 한 뒤 감정의 강도가 희미해졌다. 그는 숨을 크게 쉬고 이완할 수 있게 되었다. 그런 후에 그는 먹는 습관과 관련된 다른 감정을 설명했다. 다음과 같은 확언으로 두드리기를 했다.

"비록 먹을 때마다 죄의식을 느끼지만 내 자신을 깊이깊이 온전히 받아들인다."

"비록 음식에 돈을 쓰는 것이 죄스럽지만 어찌되었든 내 자신을 깊이깊이 온전히 받아들인다."

심한 죄의식은 과식을 유발하는 원인 중 하나이다. 원할 때마다 뉴욕의 고급 레스토랑을 즐길 수 있는 많은 연봉을 받는다는 것이 존에게 큰 죄의식을 불러일으켰다. 식사하는 데 돈을 많이 쓰는 것 때문에 부모에게 불성실하다고 느꼈다. 그는 친구들과 레스토랑에서 식사를 할 때마다 죄의식과 싸웠다.

2주 뒤에 존을 다시 보았을 때 얼굴이 말라 보였다. 그는 거울에 비친 자신의 얼굴을 보고 놀랐다고 했다. 마지막으로 그를 보았을 때 2kg 이상 빠졌다.

그는 음식에 대한 약한 욕구와 일반적인 걱정에 대하여 두드리기를 했고 음식을 조절하는 것과 단것을 피하는 것이 매우 쉽다는 것을 알게 되었다. 그는 편하고 평화로워지고 자신을 더 잘 조절할 수 있게 되었다.

나는 강박적 과식과 살빼기 영역에서 감정풀이요법의 효과에 계속하여 감명을 받고 있다. 이 사례가 근심을 다스리고 평온해지고자 과식을 하는 사람들에게 격려가 되기를 희망한다. 감정풀이요법을 지속적으로 사용하여 음식에 의해 마비되어 있는 자신의 밑에 깔려 있는 감정을 치유하면 살빼기에 매우 효과가 있다.

• 목표체중 달성한 모습을 시각화하여 효과를 거둔 경우 •

다음은 캐럴 룩 박사가 살을 빼기 위해 목표체중을 달성한 자신의 모습을 시각화하는 방법을 적용한 사례이다.

> 베스의 사례

베스(Bess)는 살빼기 목표체중을 달성한 이미지를 만드는 시각화 테크닉과 관련된 그룹 시연에 자원했다. 베스에게 목표에 도달한 자신의 모습을 시각화하라고 지시하기 전에 그녀가 마지막으로 목표체중에 다다랐을 때 무슨 일이 일어났는지를 물었다. 그때 어떤 참석자가 목표체중이 임신과 연관된다고 말했다. 베스는 누군가 같은 기억을 가지고 있다는 것에 놀라워했다.

베스는 결혼 초에 임신을 할 수가 없었는데 의학 검사로도 원인을 찾을 수가 없었다. 그녀가 살이 약간 찌고 알맞은 체중에 도달했을 때 첫아이를 임신할 수 있었다. 첫 임신 후 그녀는 살이 쪄서 20kg이나 체중이 늘었고 다시 살을 빼서 알맞은 몸무게에 다다를 때까지 두 번째 임신을 할 수 없었다. 두 번째 임신 뒤에는 여러 다이어트를 시도해보아도 살을 뺄 수가 없었고 당연히 아무리 노력해도 임신이 되지 않았다.

이 연관성을 말하는 것은 그 자체로 감정을 자유롭게 하는 것 같아 보였다. 이들 양상에 두드리기를 하는 대신에 직관에 따라 임신에 대한 논의는 남겨두었다. 시각화가 안 되면 나중에 이 문제를 다시 다룰 수 있다는 것을 알았기 때문에 먼저 시각화를 위한 두드리기를 시작하였다.

참석자들에게 눈을 감고 목표체중에 다다른 자신을 상상해 보라고 하고 영상의 정확도를 평가해보라고 하였다. 베스와 나머지 그룹은 다음과 같이 말하며 두드리기를 하였다.

"비록 목표체중에 있는 나를 보는 것이 어렵지만 내 자신을 깊이깊이 온전히 받아들인다."

처음 두드리기를 한 뒤 베스는 파티 드레스를 입고 있고 성공에 만족해하는 자신을 볼 수 있다고 말했다. 그녀는 다음의 확언으로 두드리기를 두 번 더 했다.

"비록 목표체중에 도달한 내 자신을 보는 것에 약간의 어려움이 있지만 내 자신을 깊이깊이 온전히 받아들인다."

그러고 나서 이미지가 발전되어 이상적인 체중에 일상의 옷을 입고 편안하고 평화로워하는 자신을 상상할 수 있었다. 긍정적인 결과를 보는 것에는 다른 장애가 없었다. 임신과 연관된 감정은 다시 나타나지 않았다.

시각화를 위한 두드리기를 하는 동안 베스는 누군가가 처음으로 너무 많이 먹는 것을 부끄럽게 만든 기억을 떠올렸다. 그녀가 다섯 살 때 파티에서 음식을 더 요구하자 꾸지람을 받은 것을 기억했다. 이 기억이 떠오른 것에 그녀는 매우 놀라워했다.

나는 참석자 모두에게 다음의 확언으로 두드리기를 시켰다.

"비록 내 자신, 내 몸, 과체중이 부끄럽지만 어찌되었든 내 자신을 깊이깊이 온전히 받아들인다."

그 다음 집게손가락의 혈을 두드리면서 다음과 같은 용서에 관한 확언을 하라고 했다.

"과체중인 나의 모습을 부끄러워하는 내 자신을 용서한다."

5주 뒤에 베스는 전화를 해서 "살이 5kg 빠졌고 저탄수화물 다이어트를 지속할 수 있게 되었으며 많은 에너지를 가지게 되었다"고 말했다. 그동안에는 다른 양상에 대해 다음과 같은 확언으로 두드리기를 했다.

"비록 탄수화물을 갈망하지만 내 자신을 깊이깊이 온전히 받아들인다."
"비록 살빼기가 천천히 진행되지만 내 자신을 깊이깊이 온전히 받아들인다."
"비록 정체상태에 있는 것 같지만 내 자신을 깊이깊이 온전히 받아들인다."

"비록 일주일에 두 번 이상 운동을 해야 하지만 내 자신을 깊이깊이 온전히 받아들인다."

"비록 다른 사람처럼 먹을 수 없지만 내 자신을 깊이깊이 온전히 받아들인다." (이 확언은 베스에게 있어 중요한 요소였다.)

나는 베스에게 정체기를 벗어나게 하기 위해 다음의 확언을 제안했다

"비록 내 몸이 놓아버리려 하지 않지만 내 자신을 깊이깊이 온전히 받아들인다."

"비록 내 몸이 살찐 것을 고수하고자 하지만 내 자신을 깊이깊이 온전히 받아들인다."

"비록 내 몸이 이 정체기를 벗어나는 것을 거부하지만 내 자신을 깊이깊이 온전히 받아들인다."

그녀는 "나는 운동이 필요하다"라는 문구를 사용했는데 교정이 필요하다고 생각되어 그녀에게 운동에 대해 더 명확히 하여 운동에 대해 가지고 있는 느낌을 목표로 하라고 했다.

내가 권한 확언은 다음과 같다.

"비록 운동하는 것이 두렵지만 내 자신을 깊이깊이 온전히 받아들인다."

"비록 일주일에 두 번 이상 운동하는 것에 저항하지만 내 자신을 깊이깊이 온전히 받아들인다."

베스에게 체중을 5kg 더 빼는 것이 어떻게 느껴지냐고 물었다. 그녀는 이전에 했었기 때문에 많이 흥분되지는 않고 단지 살을 다시 뺄 필요가 있는 위치로 돌아간 것에 매우 실망감을 느낀다고 했다. 우리는 전화상으로 두드리기를 했다.

"비록 이것을 다시 해야 한다는 것에 실망하고 내 자신에 화가 나지만 어찌되었든 내 자신을 깊이깊이 온전히 받아들인다."

심리적 역전을 해결하기 위한 나의 마지막 제안은 매일 기본 과정의 두드리기를 하는 것이었다.

"비록 내가 이 문제를 결코 해결하지 못해도, 결코 살을 빼지 못하더라도 내 자신을 깊이깊이 온전히 받아들인다."

그녀는 살을 5kg 더 빼게 되면 나에게 연락하기로 약속했다.

● 강박적 과식을 만드는 박탈감과 스트레스가 원인인 경우 ●

다음 사례는 캐럴 룩 박사가 스트레스, 박탈감 등의 문제로 인해 과식을 하는 수잔(Susan)을 치유하는 과정을 소개한 글이다.

수잔의 사례

수잔은 나에게 와서 3년 동안 13kg 이상 살이 쪄서 다시 원래대로 된 것에 불만을 토로하였다. 지난 6개월은 스트레스가 최고조로 달했는데 그 이유는 우울증과 싸워야 했기 때문이었다. 결혼식, 외국에서의 비싼 허니문, 결혼생활에 대한 적응이 모두 스트레스로 작용했다.

수잔은 늦은 오후가 음식을 먹게 되는 위험한 시간이라고 했다. 점심에 무엇을 먹었든지 오후 3시가 되면 단것이 먹고 싶어지기 때문이었다. 욕구를 둘러싸고 있는 감정이 어떤 감정인지 보기 위해 간단한 문제에 대한 두드리기를 했다.

"비록 오후에 단것이 먹고 싶지만 어찌되었든 내 자신을 깊이깊이 온전히 받아들인다."

"비록 매일 오후에 항상 M&M 초콜릿을 원하지만 내 자신을 깊이깊이 온전히 받아들인다."

수잔은 "단것이 일에 대한 대가라 생각하고 휴식시간을 갖게 한다"고 말했다. 그녀는 다음과 같이 말하며 두드리기를 계속했다.

"비록 스트레스에 압도되었을 때 단것을 먹지만 내 자신을 깊이깊이 온전히 받아들인다."

"비록 단것을 먹는 것이 보상처럼 느껴지지만 내 자신을 깊이깊이 온전히 받아들인다."

나는 수잔에게 하루 중 언제 강박적 과식이 촉발되는지 물었다.

"일이 끝난 뒤 집에 돌아오면 TV 앞에 털썩 주저앉아 내 자신을 음식으로 채워 넣어요."

"감정적으로 뭐가 일어난다고 생각해요?"

"잘 모르겠어요."

그래서 다시 두드리기를 시작했다.

"비록 TV 앞에서 과식을 하지만 내 자신을 깊이깊이 온전히 받아들인다."

이 확언에 대해 수잔은 "그건 혐오스럽다고 생각하기에 내 자신을 받아들이고 싶지 않아요. 하지만 나는 중요한 연결을 만들 거라 생각해요"라고 말했다.

대학에 다닐 때 수잔은 기숙사에서 과식할 때만 집중하고 공부를 할 수 있었다. 그녀는 시험 준비를 하거나 리포트를 쓸 때 계속해서 먹었다. 먹는 것이 집중에 도움이 된다고 했다.

나는 학교 다닐 때 먹은 것과 일이 끝난 뒤 TV 앞에서 먹는 것을 연결하라고 했다.

"일이 끝난 뒤 내가 집중할 수 있는 유일한 방법이에요."

"왜 일이 끝난 뒤 집중할 필요가 있지요?"

"먹는 것은 마음을 딴 데로 돌리고 일을 뒤로 미룰 수 있는 유일한 방법이에요."

나의 예상대로 그녀는 TV를 보는 것이 중요하지 않다고 확인했다. 그러나 그녀는 자신을 정크 푸드로 채워 마음이 일에서 멀어지도록 해야 한다고 느꼈다.

수잔은 "일의 스트레스에서 멀어지게 하여 TV에 집중하도록 하는 음식이 필요해요"라고 말했다. 그녀가 일의 스트레스에 짓눌린 감정에서 벗어나기 위해 필사적으로 먹는 것은 집중을 하기 위한 방법이라고 말했다.

수잔에게 일이 끝난 뒤 무엇이 필요한지 물어보았다.

"나는 일이 끝난 뒤 긴장을 풀어야 해요. 그런데 과식하지 않으면 긴장이 풀어진 것 같지 않아요."

그래서 다음과 같은 확언으로 두드리기를 했다.

"비록 내가 긴장을 풀고 차분해지기 위해 먹지만 내 자신을 깊이깊이 온전히 받아들인다."

"비록 내 자신을 음식으로 채워 안정시키지만 내 자신을 깊이깊이 온전히 받아들인다."

"비록 긴 하루가 끝난 뒤 과식이 마음을 진정시키지만 내 자신을 깊이깊이 온전히 받아들인다."

"비록 과식을 하지 않으면 긴장이 풀리지 않지만 내 자신을 깊이깊이 온전히 받아들인다."

턱 부위를 두드리자 수잔은 웃기 시작했다. 그녀는 이렇게 말했다.

"내가 너무 어리석었어요. 긴장을 풀 수 있는 다른 방법이 있는데 말이에요."

"어떤 것이지요?"

"운동을 하러 가거나 일기를 쓸 수가 있지요."

"그런 것을 이전에 생각해 봤나요?"

"모르고 있었던 것은 아닌데 이제까지는 생각나지 않았어요. 그런 것이 TV를 보며 과식하는 것보다 더 긴장을 풀어줄 텐데요."

수잔은 정말로 두드리기를 하여 관련된 것을 떼어놓고 근심을 놓아버리기 전까지는 이러한 합리적인 대안에 다가갈 수 없었다.

"또 어떤 것과 연관되어 있지요?"

"직장에서 판매실적으로 내 자신을 증명해야 한다는 스트레스는 나로 하여금 두려움을 느끼게 만드네요. 그리고 스트레스는 박탈감을 느끼게 만드네요."

다음과 같이 박탈감을 해소하기 위한 두드리기를 했다.

"비록 일에서 받는 압박 때문에 박탈감을 느끼지만 내 자신을 깊이깊이 온전히 받아들인다."

"비록 박탈감을 느낄 때 과식을 하지만 내 자신을 깊이깊이 온전히 받아들인다."

"비록 상사 앞에서 내 자신을 증명해 보여야만 하는 것이 피곤하지만 내 자신을 깊이깊이 온전히 받아들인다."

그 다음에 그녀는 "이제 죄책감을 느껴요"라고 말했다.

"왜죠?"

"박탈감을 느끼는 것은 어리석은 일이고 이기적이기 때문이죠. 내 건강, 부모와 남편 등 나는 너무나 많은 것을 가지고 있어요. 그러니까 박탈감을 절대 느껴서는 안 되지요."

이에 대해 그녀는 다음과 같이 말하며 두드리기를 했다.

"비록 내가 느끼지 말아야 할 때 박탈감을 여전히 느끼지만 내 자신을 깊이깊이 온전히 받아들인다."

한주가 지난 뒤 수잔은 감정적으로 달라 보였고 음색도 달라졌다. 그녀는 일이 끝날 때마다 하던 강박적 과식도 수그러들었고 정기적으로 체육관에서 운동을 하였다.

그녀는 여전히 식사 때 음식이 부실하지만 올바른 방향으로 가고 있는 것을 느낀다고 했다. 정신이 맑아지고, 우울함이 덜해지고 더 희망적이 되었다.

시계바늘을 앞당겨 놓은 것은 웰빙에 대한 새로운 느낌과 관련이 있다는 것을 확신했지만 두드리기가 그녀의 태도와 관점을 바꾸는 데 도움이 되었다는 것을 부정할 수 없었다.

무엇보다 중요한 사실은 희망적이 되어 계속 퇴보하기보다는 새로운 살빼기 프로그램을 전념할 수 있게 되었다는 것이다. 상승 모멘텀은 그녀에게 멋지게 느껴졌으며 모든 것에 대한 전망을 바꾸어 버렸다.

그녀는 여전히 박탈감을 느끼지만 이들 감정은 남편의 배려와 관련이 있었다. 그녀는 주간에 일했지만 남편은 야간에 일했다.

"비록 우리는 함께 충분히 좋은 시간을 같이 하지 못하지만 내 자신을 깊이깊이 온전히 받아들인다."

"비록 남편의 배려가 없어 아쉽지만 내 자신을 깊이깊이 온전히 받아들인다."

이렇게 두드리기를 하며 그녀는 계속해서 더 희망적이 되었다. 수잔의 체중은 많이 줄어들지 않았으나 눈에 띄는 진전을 볼 수 있었다. 수잔은 강박적 과식을 만드는 박탈감과 스트레스를 목표로 계속 두드리기를 할 것이다.

그녀는 마지막 공약을 하기가 두렵다고 했지만 기쁘게도 이 단계를 실행하는 것에 더욱 근접해 있다. 그녀는 마치 새 사람처럼 느꼈다. 이것은 살빼기를 위한 완벽한 시발점이다. 그녀가 이전에 느꼈던 방식(실망, 우울, 둔감, 자기혐오)은 성공적으로 살빼기를 할 수 있다는 것을 상상하는 능력을 억제하기만 했다.

많은 사람들이 이 시점에서 체중계 눈금이 극적으로 떨어지지 않는다고 낙담을 한다. 그러나 이 시기가 바로 원인이 되는 문제와 행동에 두드리기를 계속하여 미세한 변동이 모멘텀을 받게 하고 새로운 행동을 하도록 하여 성과를 얻게 할 때이다.

● 살이 빠지는 것에 대한 숨겨져 있던 두려움을 없앤 경우 ●

다음은 캐럴 룩 박사가 패티(Patty)의 살빼기를 방해하는 요인을 해결하게 함으로써 놀라운 성과를 본 사례이다.

패티의 사례

패티는 4월 중순 살빼기를 위한 세션을 받기 위해 전화를 했다. 그녀는 Arizona Flagstaff 감정풀이요법 강좌에 참석해서 3시간의 살빼기 실습에 참여했다. 그녀는 3월 18일 이후 4kg을 뺐으나 2주간의 정체기를 맞이하고 좌절했다.

처음 90분 세션 동안 패티는 항상 살이 쪘다고 생각했고 전남편으로부터 살이 쪘다는 소리를 들었으며 살면서 자신의 몸에 대한 이미지와 체중 문제로 늘 괴로워했다고 말했다.

나는 그녀에게 다음과 같이 말하며 두드리기를 하게 했다.

"비록 살이 쪘다고 생각하고 항상 그래왔지만 어찌되었든 내 자신을 깊이깊이 온전히 받아들인다."

"비록 내가 살이 쪘다고 믿지만 내 자신을 깊이깊이 온전히 받아들인다."

"비록 내가 너무 거대하다고 확신하지만 내 자신을 깊이깊이 온전히 받아들인다."

"비록 내 자신을 보면 살찌고 크게 생각되지만 내 자신을 깊이깊이 온전히 받아들인다."

이 문제에 대한 그녀의 감정의 강도가 극적으로 떨어졌다. 그녀는 자신의 몸을 보고 어째든 볼꼴 사납지 않은 몸매를 가지고 있다는 것을 인정했다.

그 다음 패티의 탄수화물에 대한 중독증과 욕구에 대해서도 두드리기를 했다. 그녀는 어머니도 과체중인데 자신이 살을 빼는 것에 죄책감을 느낀다고 시인했다.

사실 그녀가 4kg을 빼고 난 후 어머니를 방문했을 때 그녀의 어머니는 걱정하면서 불안해했고 그녀에게 음식을 푸짐하게 먹이고 고칼로리 음식을 주어 집으로 가져가게 했다.

그래서 다음과 같은 확언으로 두드리기를 했다.

"비록 내가 더 살을 빼고 어머니가 살찐 상태로 머물러 있으면 죄의식이 들 거라는 것을 알고 있지만 내 자신을 깊이깊이 온전히 받아들인다."

"비록 내가 살이 빠지면 어머니의 기분이 언짢아지기 때문에 죄의식을 느끼지만 내 자신을 깊이깊이 온전히 받아들인다."

"비록 어머니보다 날씬해진 것에 대해 죄의식을 여전히 느끼고 있지만 내 자신을 깊이깊이 온전히 받아들인다."

패티의 감정의 강도는 현저히 떨어졌고 더 초연해졌다. 그녀는 "어머니와 성공으로부터 나를 보호하기 위해 살 빼는 것을 방해하고 있었고 자신의 성공을 제한하는 믿음에 얽혀 있었어요"라고 말했다.

"비록 내가 하고자 하는 것에 성공할 수 없지만, 그리고 내가 더 원할수록 더 적게 그것을 성취하지만 내 자신을 깊이깊이 온전히 받아들인다."

"비록 어머니의 지원 없이는 성공할 수 없지만 내 자신을 깊이깊이 온전히 받아들인다."

"비록 내가 성공하면 어머니가 지원하지 않지만 내 자신을 깊이깊이 온전히 받아들인다."

"비록 내가 성공했을 때 안전함을 느끼지 않지만 내 자신을 깊이깊이 온전히 받아들인다."

"비록 더 살 빼는 것을 두려워하지만 내 자신을 깊이깊이 온전히 받아들인다."

패티는 그녀의 완벽주의와 관련된 고통스러운 감정을 말하였고 그 과정에 매우 불안하게 되었다. 그녀는 다음과 같이 두드리기를 계속하였다.

"비록 내가 완전해져야 한다는 압박을 느끼지만 내 자신을 깊이깊이 온전히 받아들인다."

"비록 내가 완전하지 않고, 완전해지고 싶어하지만 내 자신을 깊이깊이 온전히 받아들인다."

"비록 나는 완전하지 않은 내 자신을 받아들일 수 있게 되기를 바라지만 내 자신을 깊이깊이 온전히 받아들인다."

연상어구는 "내가 완전하지 않더라도 내 자신을 받아들이겠다"를 사용했다.

패티는 결코 목표에 도달할 수 없는 자신을 "내가 (   )만 한다면……"이라는 게임에 빠져있다고 설명했다. 예를 들면 "내가 살을 빼기만 한다면 나는 성공할 수 있다"라는 식이었다. 그 다음엔 자신을 방해하고 있는 편견을 드러냈다. 그녀는 이렇게 말했다.

"나는 살찐 사람은 완전하지 않기 때문에 살찐 사람을 증오한다. 그리고 나도 완전하지 않다."

그래서 "살찐 사람이 나를 원망하고 부정하기 때문에 살찐 사람을 증오하지만 내 자신을 깊이깊이 온전히 받아들인다"라는 문구로 두드리기를 했다.

패티는 지난번 강좌에서 그녀보다 더 뚱뚱한 여성이 체중 문제를 가지고 있는 자신을 비난하는 것을 경험했다. 더불어 그녀의 어머니의 분노와 반대를 느꼈다.

몇 번 두드리기를 한 뒤 의식이 극적으로 변화하는 것을 보았다. 그녀는 더 이상 자신과 다른 사람에 대해 이 편견을 느끼지 않았다. 이것은 매우 중요한 변화였다. 왜냐하면 그녀는 과체중인 사람을 위해 일하고자 했기 때문이다.

이번에는 패티의 살빼기 프로그램을 방해하는 믿음에 대해 다루었다.

"비록 항상 그랬던 것처럼 다시 살이 찌겠지만 내 자신을 깊이깊이 온전히 받아들인다."

"비록 살이 빠진 상태를 유지하기 위해서는 분투해야 하지만 내 자신을 깊이깊이 온전히 받아들인다."

"비록 항상 감시하지 않으면 다시 살찐다는 것을 믿지만 내 자신을 깊이깊이 온전히 받아들인다."

그리고 "내 몸에 편안함을 느끼겠다", "살을 빼는 것에 관해 평화로워지겠다", "살을 빼는 것과 성공에 안전함을 느끼겠다"를 연상어구로 사용했다.

마지막으로 음식을 먹은 다음에 느끼는 과도한 죄의식과 음식에 대한 일반적인 걱정에 대해 두드리기를 했다.

"비록 과식에 대한 죄의식을 내보내고자 하지만 내 자신을 깊이깊이 온전히 받아들인다."

"비록 음식에 너무 많은 힘을 쏟았고 항상 걱정하는 것에 지쳤지만 내 자신을 깊이깊이 온전히 받아들인다."

그녀가 목표체중에 도달한 자신을 시각화하고 다른 불편에 대해 두드리기를 한 뒤 세션을 마쳤다.

두 번째 45분 동안의 세션에서 패티는 먹는 것을 부단히 경계하지 않을 때 계속해서 죄의식을 느끼지만 음식을 조절할 수 있고 2kg을 쉽게 뺐다고 했다.

나는 다음의 확언으로 두드리기를 하게 했다.

"비록 계속 방어하지 않으면 안전하지 않지만 내 자신을 깊이깊이 온전히 받아들인다."

그녀에게 또다른 제한을 주는 중요한 믿음이 표면에 나타났다. 그녀는 "살이 빠지면 내가 하고자 하는 것에 남보다 뛰어나야 한다"고 말했다. 이것은 목표체중에 다다르면 일어나는 나쁜 점 혹은 압력이었다. 그래서 살을 빼면 생기는 안전 문제에 대해 두드리기를 했다.

"비록 내가 날씬해지는 것에 불안함을 느끼지만 내 자신을 깊이깊이 온전히 받아들인다."

"비록 내가 살을 더 빼면 사람들이 안전함을 느끼지 못하지만 내 자신을 깊이깊이 온전히 받아들인다."

"비록 변화하는 게 두렵지만 내 자신을 깊이깊이 온전히 받아들인다."

그 다음 자신이 성공적이고 파워풀하게 느껴지면 나빠지는 점이 무엇인지 물어보았다. 그녀는 "이 세상에서 어떻게 살아가야 할지 모르겠다. 나는 항상 낙제생이었다. 나는 결코 이루지 못하는 꿈을 가진 사람으로 생각했다. 만약에 내가 직업적으로 하는 것에 불행해 하지 않는다면 나인 것처럼 느껴지지 않을 것이다"라고 말했다.

다음 문장을 가지고 부정문과 긍정문으로 바꾸면서 두드리기를 하였다.

"비록 나의 능력을 사용하는 것이 두렵지만 내 자신을 깊이깊이 온전히 받아들인다."(내 능력을 사용하는 것에 아무 거리낌 없고 편안함을 느낄 수 있다)

"비록 내가 완전하지 않기 때문에 결코 훌륭하지 않았지만 내 자신을 깊이깊이 온전히 받아들인다."(나는 꽤 괜찮은 사람이다)

"비록 내 자신을 혼란케 하여 내 힘을 피할 수 있었지만 내 자신을 깊이깊이 온전히 받아들인다."

"비록 내가 사기꾼이라 생각하여 내 능력을 막았지만 내 자신을 깊이깊이 온전히 받아들인다."

이렇게 두 번째 세션을 하는 동안에 음식이나 식사습관, 몸무게에 대한 두드리기는 거의 없었다.

세 번째 세션에서는 잠재력을 발휘하지 않는 것, 그 행동이 초래하는 좋은 점, 날씬해졌을 때 보호받지 못한다는 생각에 초점을 맞추었다.

패티는 이번 겨울에 먹는 것에 일조한 중요한 인간관계의 상실에 의한 깊은 외로움을 설명했다. 그래서 목의 종기와 외로움에 대해 두드리기를 했다. 그런 다음 그녀가 성공적이고 강력해졌을 때 느끼는 불안감과 비난받기 쉬운 느낌에 대해 그리고 패티의 발전에 어머니가 느끼는 위협에 대해 두드리기를 더 했다.

그리고 나서 목표체중에 도달한 모습을 시각화하고 육체적·감정적 불쾌에 대해 두드리기를 하면서 세션을 끝냈다. 그녀에게 부적당한 느낌, 변화에 대한 두려움, 불안감에 대하여 집에서 두드리기를 하라고 숙제를 내주었다.

패티는 10kg의 살을 빼서 자신이 원하는 목표체중에 도달했기 때문에 네 번째 세션을 취소했다. 7월쯤 확인 전화를 해보니 그녀는 10kg 빠진 것을 유지하고 있었고 다음과 같은 발전을 이루었다고 말했다.

첫째, 내 자신과 먹는 것의 조절이 가능하다.

둘째, 음식에 대한 두려움을 더 이상 느끼지 않는다.

셋째, 음식을 먹은 뒤 죄의식을 갖지 않는다.

넷째, 몸에 대한 혐오나 자기혐오를 더 이상 하지 않는다.

다섯째, 이전보다 더 즐겁게 음식을 먹는다.

나는 패티의 새로운 인간관계에 대한 근심과 살이 다시 찔 거라는 두려움에 대하여 세션을 하기로 약속하고 스케줄을 잡았다.

부·록

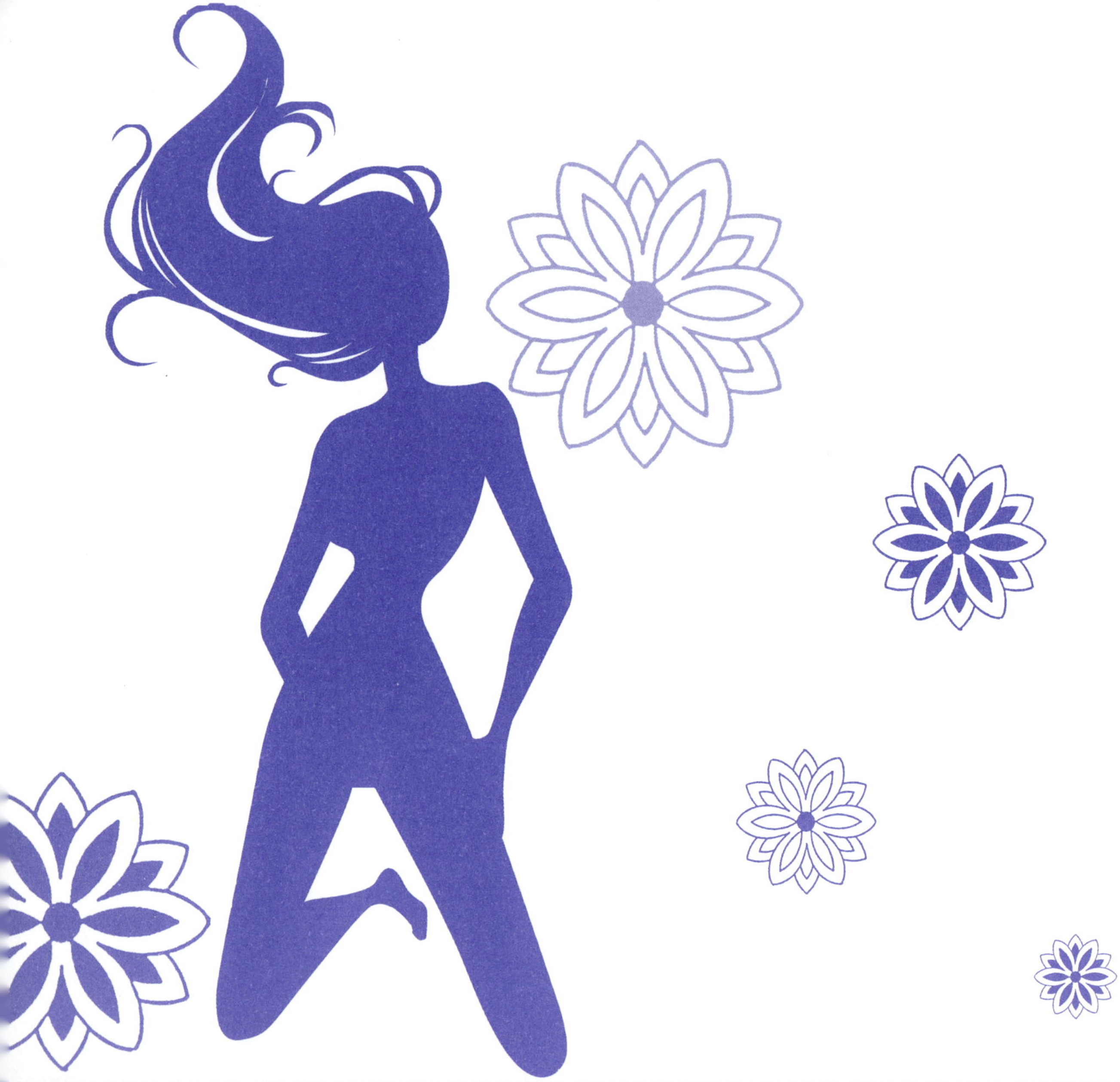

- ◆ 감정풀이요법의
  다양한 상급기법

- ◆ 감정풀이요법에 대한
  과학적 연구

부·록

감정풀이요법의 다양한 상급기법

감정풀이요법으로 스스로 자신이 가지고 있는 부정적인 감정, 잘못된 믿음, 음식에 대한 갈망을 찾아서 처리하고 살을 빼는 방법을 잘 알게 되었다면 이제는 활용범위를 넓혀서 자기 자신뿐만 아니라 다른 사람에게도 도움을 줄 수 있는 감정풀이요법의 다양한 기법을 배워 보자.

다음에 소개하는 기법들은 감정풀이요법의 상급기술이라 할 수 있으며 상대방이 가진 문제를 찾아내고 다가가는 데 유용한 방법들이다. 상대방이 가지고 있는 문제를 찾아내는 질문법, 최대한 고통을 줄이며 문제를 처리하는 법 등을 알 수 있을 것이다.

무비 테크닉(Movie Technique)

감정풀이요법의 핵심이 되는 테크닉으로 여러 가지 적용이 가능하다.

먼저 상대방으로 하여금 과거 사건을 이야기하도록 한다. 그리고 그 이야기를 영화라고 생각하고 제목을 붙여보게 하며 어느 정도 길이의 영화인지 물어본다.

상대방이 영화 제목을 말할 때 감정의 강도가 어느 정도인지 물어본 다음 이야기를 시작하기 전에 두드리기를 한다. 두드리기를 통해 강도가 '0'이 되었을 때 이야기를 시작하게 하고, 이야기 도중 감정이 느껴지면 멈추라고 한다. 이때 감정을 불러일으키는 것이 시각적인 요소인지, 청각적인 요소인지를 아는 것이 중요하다.

이 시점에서 강도가 '0'에 다다를 때까지 두드리기를 한다. 이야기를 처음부터 다시 시작하게 하고 감정이 나타나는 신호가 보이면 다시 멈추게 한다. 이런 방법으로 감정의 동요 없이 이야기를 다할 수 있을 때까지 반복한다.

이 테크닉은 문제의 모든 양상을 다루는 데 매우 유용하다. 상대방이 감정에 압도당하지 않으며 문제를 처리할 수 있게 해준다. 이렇게 하면 다른 기억들이 표면에 나타나는 경우가 있는데 같은 방법으로 처리하면 된다. 그리고 이 테크닉은 상대방의 진행속도에 맞추어 진행하는 것과 그 경험의 진실을 존중하는 것이 중요하다.

단계적 접근법(Stepping Stone Approach)

상대방이 문제를 꺼내는 것이 중요한 경우가 있다. 문제를 오랫동안 가지고 있었다면 자신의 정체성과 삶이 그 상태에 근거해 확립될 수 있다. 이런 경우에는 곧바로 들어가는 것보다는 동의를 구한 뒤 작업을 하는 것이 좋다.

광장공포증이 좋은 예가 될 수 있다. 이 경우에는 상대방으로 하여금 자신의 집

앞에서 걸어다니게 한다. 다음 주에는 두려움 없이 문을 열게 하거나 마당에서 걷게 한다. 그 다음 주에는 집 주변의 상점이나 우체국 같은 곳을 걸어가게 한다.

비지시 접근법(Non-Directive Approach)

이 기법은 상대방이 뭔가가 잘못되었다고 느끼는데 그것이 무엇인지 잘 모르는 경우를 다룰 때나, 개인의 자기계발을 위해 사용할 수 있다. 간단히 말해서 숨겨져 있는 문제가 나타나도록 두드리기를 하는 방법이다.

다음과 같은 확언으로 두드리기를 한다.

"비록 (   )한 문제가 있지만 내 자신을 깊이깊이 받아들이고 사랑한다."

이렇게 몇 번 두드리기를 한 뒤 나타나는 문제나 감정을 보게 될 것이다. 그것들을 명확하게 처리한다. 이 접근법은 문제가 너무 심해 직접 다루기 어려운 상대방이 처음 왔을 때 사용할 수 있다.

키워드 접근법(Keyword Approach)

연상어구가 너무 길어 사용하기 어려울 때나 상대방이 자신의 문제를 말하기 꺼려할 때 사용할 수 있다. 키워드나 짧은 문구가 문제를 대신하거나 나타내게 된다.

만약 상대방이 자기 혼자만이 알도록 문제를 나타내는 단어를 선택하는 경우 단어는 문제와 전혀 상관이 없을 수 있다. 그런 경우 준비 단계의 확언은 예를 들면 다음과 같이 될 수 있다.

"비록 나는 배에 문제를 가지고 있지만 내 자신을 깊이깊이 받아들인다."

여기서 연상어구는 '배의 문제'가 될 것이다. 이 테크닉은 상대방이 매우 수줍어할 경우나 문제를 이야기하는 것이 고통스러울 때 좋다. 상대방이 단어를 직접 선택하게 하고 그 단어로서 문제를 처리하면 된다.

도움을 주는 사람은 상대방의 문제가 뭔지 알 필요는 없다. 문제가 성공적으로 처리되면 상대방은 부끄러움이나 고통 없이 쉽게 의논할 수 있게 된다. 이것이 강제로 되도록 할 필요는 없다.

기억회복 테크닉(Memory Retrieval Technique)

이 기법의 놀라운 점 중 하나는 잃어버린 기억을 되찾게 한다는 것이다. 자동차 키를 찾거나 상대방의 문제를 찾는 데 사용할 수 있다.

상대방과 상담을 할 때 감정이 왜 확립되었는지를 아는 것이 중요하다. 그런 경우에 다음과 같은 확언을 사용할 수 있다.

"비록 왜 이러한 병을 가지게 되었는지 모르지만 내 자신을 깊이깊이 온전히 받아들인다."

"비록 이 통증을 누가 일어나게 했는지 모르지만 내 자신을 깊이깊이 온전히 받아들인다."

이렇게 말하며 두드리기를 하여 기억이 즉시 돌아오는 경우도 있지만, 때로는 회상이 지연되는 경우도 있고 관련된 기억을 유발시키기도 한다. 일단 기억이 떠오르고 처리가 필요한 경우라면 두드리기를 하여 해결하면 된다.

트라우마 처리 테크닉(TTT : Tearless Trauma Technique)

이것은 사건을 생각하기만 해도 감정이 너무 격해지는 사람을 위해 게리 크레이그가 만든 테크닉이다. 이 테크닉은 부드럽지만 다른 테크닉만큼 효과적이다.

우선 상대방으로 하여금 문제와 멀리 떨어져서 확인하게 하고 문제를 이야기하거나 생각할 필요가 없다는 것을 주지시킨다. 그런 후에 상대방에게 사건을 상상하면 감정의 강도가 어느 정도 되는지 물어본다. 그리고 감정풀이요법의 두드리기로 나타난 감정을 처리하면 된다.

"비록 이 사건을 생각하기만 해도 매우 화가 나지만 내 자신을 깊이깊이 받아들이고 사랑한다."

이렇게 몇 번 두드리기를 하여 감정의 강도가 '0'에 다다르면 그 사건에 점차적으로 다가가게 한다. 문제에 다가가면서 다시 감정이 강해지면 두드리기를 한다. 이 과정을 상대방이 아무런 감정의 동요 없이 그 사건을 생생히 묘사할 수 있을 때까지 계속한다.

이익 함께하기 테크닉(Borrowing Benefits Technique)

이 기법은 여러 세미나를 관찰하여 발전된 테크닉으로, 여러 사람이 모여 단체로 할 때 그 효과가 최대가 될 수 있다. 여럿이 모여서 두드리기를 하기 전에 각자 문제를 확인하고 문제의 강도를 측정한다. 그런 후에 그룹 중 한 사람을 선택하고 리더의 인도에 따라 참여한 사람 모두가 선택된 사람의 문제를 위해 두드리기를 한다.

선택된 사람의 문제 강도가 '0'에 다다르면 각자는 측정했던 문제의 강도를 다시 측정해본다. 그룹의 대부분의 사람들은 강도가 매우 낮아졌거나, 완전히 사라진 것을 발견하게 될 것이다. 보통 그룹의 70~80%는 문제가 완전히 사라진다고 한다.

그 다음 문제가 남아있는 다른 사람을 선택하고 그룹 전체가 문제가 사라질 때까지 두드리기를 한다. 참여한 모든 사람의 문제가 사라질 때까지 계속한다. 가끔 개인적인 작업이 필요한 사람이 있는 경우도 있지만, 이 방법은 여러 사람을 동시에 돕는 매우 효과적인 방법이다.

모든 사람이 같은 유형의 문제에 작업할 필요는 없다. 이 기법을 실시할 때는 숙달된 감정풀이요법사가 감정에 압도되거나 주의를 요하는 사람을 관리해 주어야 한다.

쇄골호흡(Collar Bone Breathing)

상대방이 정체되어 아무 변화가 없을 때 사용하는 테크닉이다. 쇄골호흡을 할 때는 팔은 몸에서 떨어지게 하고 손가락만 접촉하게 한다. 오른손을 들고 집게손가락과 가운뎃손가락이 오른쪽 쇄골에 닿게 한다. 그런 다음 왼손 집게손가락과 가운뎃손가락으로 오른손 손등의 혈자리 즉, 손등점(중저)을 두드린다.

다음과 같은 순서대로 호흡을 하면서 두드리면 된다.

- 숨을 반쯤 들이마시고 멈춘 뒤 7회 두드린다.
- 숨을 끝까지 들이마시고 멈춘 뒤 7회 두드린다.
- 반쯤 숨을 내쉬고 멈춘 뒤 7회 두드린다.
- 완전히 숨을 내쉬고 멈춘 뒤 7회 두드린다.
- 정상적으로 숨을 쉬며 7회 두드린다.

그 다음 오른손의 집게손가락과 가운뎃손가락을 왼쪽 쇄골로 이동하여 위와 같은 방법으로 호흡과 두드리기를 한다. 그리고 쇄골에 접촉하고 있던 두 개의 손가락을 구부려 주먹을 쥐듯 하여 손가락의 둘째마디부분이 쇄골에 닿게 한 후 앞에서와 같이 호흡과 두드리기를 한다. 오른손을 오른쪽 쇄골에 놓고 하고 그 다음 왼쪽 쇄골에 놓고 한다.

이번엔 손의 위치와 작동을 서로 바꿔서 같은 동작을 실행한다. 왼손의 두 손가락을 왼쪽 쇄골에 놓고 위와 같이 호흡과 두드리기를 하고 오른쪽 쇄골에 놓고도 한 다음 손가락을 구부린 뒤 다시 같은 방법으로 호흡과 두드리기를 한다.

TAB(Touch and Breath) 기법

존 디폴드 박사가 개발한 기법으로 감정풀이요법에서처럼 두드리는 것이 아니라 문제를 생각하면서 손을 혈자리에 지긋이 대고 호흡을 하는 것이다. 이것은 두드리는 것이 불편한 사람에게 적합할 뿐만 아니라 두드리기가 이상하게 보이는 장소에서 하기 유용한 방법이다.

TAB 기법은 부정적인 감정과 생각을 제거하고자 할 경우 감정풀이요법보다 더 세분화된 방법을 사용하기 때문에 이 기법을 더 선호하는 요법사들도 많이 있다. 이 기법은 상대방에게 질문을 하여 문제의 근원을 찾는 데 도움을 얻을 수 있다. 물론 자기 자신에게도 적용이 가능하다.

상대방이 가지고 있는 핵심 문제를 찾아내기 위한 유용한 질문의 예는 다음과 같다.

- 언제 이 문제가 처음 시작되었는가? 그때 무슨 일이 일어났는가?
- 어떤 것에 가장 화가 나는가?
- 어떤 일이 다시는 일어나지 않았으면 하는가?
- 가장 심한 트라우마는 무엇인가?
- 만약 이 문제가 없었다면 무엇을 하고 있을까? 무엇이 일어났을까?
- 이 문제는 자신에게 어떻게 영향을 미치고 있는가?
- 이 문제를 떨쳐버릴 준비가 되었는가?
- 누가 가장 원망스러운가? 그 이유는 무엇인가?
- 무엇이 가장 두려운가?
- 삶에서 무엇을 가장 원하는가? 왜 그것을 가지고 있잖은가?
- 가장 반복되는 형태는 무엇인가?
- 자신의 어떤 점이 가장 싫은가?
- 만약 다시 산다면 어떤 사건(사람)을 경험하고 싶지 않은가?
- 이 문제의 이면에 감정이 깔려있다면 그것은 무엇인가?

이렇게 질문을 하다보면 상대방을 놀라게 하는 질문이 나올 것이며 그 대답 또한 놀라운 것이 있을 것이다. 질문이 모든 경우에 필요한 것은 아니지만 상대방의 생각을 촉진하기 위해 사용할 수 있다.

전화로 상담하기

전화로도 도움을 줄 수 있다. 그런데 목소리로만 상대의 변화를 감지하기 위해서는 기술이 요구된다. 숙달되기 위해서는 연습이 필요하지만 원거리에 있는 상대나 위급한 경우에 매우 유용하다.

전화상으로 혈자리를 알려주어도 되지만 이메일이나 팩스로 알려주는 것도 좋은 방법이다. 전화상으로 하는 것을 미더워하지 않는 사람도 있지만 새로운 가능성을 열어준다. 그냥 무시하는 것보다 한번 고려해 볼 만한 가치가 있는 방법이다.

꼬리말(Tail Ender)

꼬리말은 게리 크레이그가 만든 신조어로, 내면에 숨겨진 반대를 의미한다. 꼬리말이 있는 경우 목적을 가지고 확언을 말하면 확언대로 되는 것이 아니라 꼬리말이 주장하는 대로 결과가 나타나게 된다.

예를 들자면 체중이 90kg 나가는 여성이 "내 정상 몸무게는 60kg이고 현재 나는 60kg 나간다"라고 확언을 했는데 아무 효과가 나타나지 않는다. 이런 경우에는 그 확언을 한 뒤 다음과 같은 꼬리말이 나타나 긍정의 확언이 작용하지 않게 만들어버리기 때문이다.

"만약 살이 빠지면 다른 사람들이 그것을 유지하도록 기대할 텐데."
"만약 살이 빠지면 옷을 사는 데 많은 돈이 들 텐데."
"살이 빠지면 남자들이 치근거릴 텐데."
"살이 빠지면 좋아하는 음식을 포기해야 할 텐데."

이밖에도 다른 꼬리말이 끝없이 나열될 수 있다. 이 부정적인 꼬리말을 감정풀이요법을 사용하여 다 제거해 주어야 긍정의 확언이 작용하여 효과를 얻을 수 있다.

대리기법(Surrogate Technique)

에너지 힐링의 원격치유기법과 비슷한 기법으로 상대방에 접촉하지 않고 두드리기를 한다. 내 몸을 상대방의 몸이라 생각해도 되고 곰인형을 가지고 상대라 생각하고 두드린다. 직접 두드리는 것과 거의 같은 효과가 난다.

감정풀이요법에 대한 과학적 연구

다음의 사진들은 4주 동안 범불안장애(generalized anxiety disorder) 환자를 치료하면서 뇌를 스캔한 것을 찍은 사진이다.

이것은 디지털화된 뇌파(EEG : electroencephalogram)를 토대로 한 것으로, 각 색깔은 뇌파(알파, 베타, 세타파)와 뇌의 주어진 영역 내의 주파수를 나타낸다. 청색은 정상적인 비율을 나타내고, 빨간색은 범불안장애에 대한 측면을 나타낸다. 이들 이미지는 호아킨 안드라데(Joaquin Andrade) 박사가 제공한 것이다.

이 치료 과정에서는 범불안장애 환자 피부의 전기화학적으로 민감한 부위를 두드리면서 마음에 불안을 일으키는 이미지를 마음에 생각나게 하였다.

어떤 특정한 상황에 두려움이나 공포로 반응하는 범불안장애는 계속해서 걱정하며 긴장, 땀, 떨림, 가벼운 두통, 초조를 동반한다. 뇌 스캔 사진은 처음 치료를 시작할 때 뇌파가 교란되어있고 치료 마지막에는 정상이 됨을 보여준다.

같은 병원에서 같은 증상의 환자에게 인지행동치료(CBT : Cognitive Behavior Therapy)를 한 경우 성공적인 치료를 받은 사람은 앞의 뇌 스캔 사진과 비슷한 진전을 보인다. 하지만 향상되기 위해서는 더 많은 세션이 필요하다.

더 중요한 점은 일년을 추적해보면 인지행동치료를 받았던 환자의 뇌파는 에너지 심리학 치료(Energy Psychology)를 받았던 환자의 뇌파보다 치료받기 전 상태로 돌아가기 쉽다는 것이다.

범불안장애증은 약물치료를 성공적으로 받은 경우 증상이 사라진다. 하지만 뇌파는 변화하지 않는다. 즉, 치료받기 전의 뇌 스캔 사진과 치료 후의 사진이 거의 동일하다. 이것은 약은 증상을 억압할 뿐이지 그 밑에 있는 뇌파의 불균형을 잡아주지 못한다는 것을 암시한다. 또한 바람직하지 않은 부작용이 많이 보고 되었다. 약을 끊으면 증상이 다시 되돌아오는 경향이 있다.

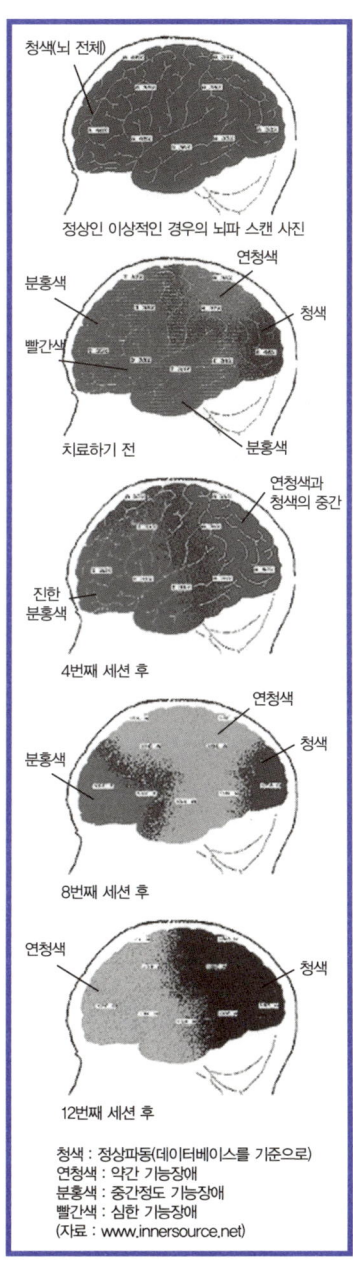

최초의 에너지 심리학의 대규모 임상실험

현재까지 에너지 심리학 치료에 대한 대규모의 임상실험이 14년 동안 행해졌는데 호아킨 안드라데 박사가 주도적 역할을 하였고 그 기간동안 31,400명의 환자가 연구되었다. 미국에서 훈련을 받은 안드라데 박사는 에너지 심리학을 아르헨티나와 우루과이의 11명의 의사에게 소개했다.

안드라데 박사는 젊은 시절에 많은 시간을 중국에서 보내며 전통 침술을 연구하였고 30년 동안 시술하는 데 침술을 적용하였다. 그는 침을 사용하지 않고 혈자리를 자극하고 불안이나 다른 심리적 질환에 초점을 맞추는 '에너지 심리학 치료' 라는 이 새로운 응용법에 감명을 받았다.

11명의 의사는 이 새로운 시스템에 흥미와 관심을 동시에 가지고 맞이하였다. 이 그룹은 연구를 위한 자금이 없었지만 에너지 심리학 치료법의 결과를 추적하여 현재 있는 치료법과 비교해 보기로 결정하였다.

표준 기록에는 이미 환자의 초기 진료내용, 사용된 방법, 치료결과가 있었다. 안드라데 박사팀은 환자를 인터뷰하기 위해 간단한 절차를 더했다. 보통 전화로 물어보았으며 치료가 끝난 뒤 인터뷰하고 그 다음 1개월, 3개월, 6개월, 12개월 뒤에 각각 인터뷰했다.

인터뷰는 환자의 치료법과는 연관이 없었다. 그들은 처음 진단기록은 가지고 있었으나 치료방법에 대한 기록은 가지고 있지 않았다. 그들은 인터뷰할 때 초기 증상이 그대로인지, 어느 정도 향상되었는지, 완전히 증상에서 벗어났는지를 판결하였다.

14년 동안 36명의 요법사가 29,000명의 환자를 치료하는데 관여했고 그 경과를 추적했다. 처음 질문에서 에너지요법이 효과가 있다고 스텝에게 만족을 표시했어도 계속하여 전화를 걸었다. 왜냐하면 임상의 가치가 있고 더 치료가 필요한 경우도 있기 때문이다. 모아진 데이터에 근거하면 인터뷰의 결과는 에너지요법이 대부분의 상태에 대해 현존하는 치료법보다 더 효과적이었다.

의사들은 많은 연구들을 수행하여 더 많은 귀중한 결론을 만들어냈다. 일반적인 조사에서는 대조군을 사용하지 않았다. 대조군은 다른 치료를 받거나 치료를 하지 않아 조사하고자 하는 방법에 의해 만들어진 결과에 대한 비교할 기준이 된다.

후속연구에서는 대조군을 사용하여 에너지요법을 이미 병원에서 사용하고 있는 방법과 비교하였다. 후속연구에서 무작위 선택방법을 사용했는데 이는 정해진 환자는 에너지요법을 받든지 아니면 대조군에 속해 있든지 간에 그룹에 속할 동일한 기회를 갖는다는 것을 의미한다.

후속연구의 가장 큰 부분은 5년 반 동안 이루어졌는데 불안장애로 진단을 받은 약 5,000명의 치료과정을 추적했다. 그 대상 중 절반은 에너지요법 치료를 받았고 약물치료는 전혀 없었다. 다른 절반은 병원에서 불안장애에 쓰이는 일반 치료인 인지행동치료를 받았으며, 필요하면 약도 먹었다.

치료 마지막에 인터뷰를 하였고 후속인터뷰가 1개월, 3개월, 6개월, 12개월 뒤에 이루어졌는데 약간의 향상을 보인 환자에게서나 증상이 완전히 완화된 환자에게서 모두 에너지요법이 인지행동치료나 약물치료보다 훨씬 더 효과적이라는 것을 보여주었다(표1 참조).

[표1] 결과 – 치료 마지막에 5,000명의 불안증 환자에 대한 비교

	인지행동치료/약물치료	에너지요법만 했을 경우
약간 호전됨	63%	90%
증상의 완전한 완화	51%	76%

(자료 : www.emofree.com)

전화상으로의 인터뷰를 하면서 사람들을 세 범주(향상되지 않음, 약간의 진전, 증상이 완전히 완화됨)로 분류하는 것은 의학적 결과를 측정하는 가장 설득력 있는 방식은 아니었다.

그래서 여러 다른 방법, 치료 전과 후 표준화된 심리학 테스트, Beck Anxiety Inventory, the Spielberger State-Trait Anxiety Index, Yale-Brown Obessive

Compulsive Scale 같은 것들로 이들 결과를 지원했다.

앞에서 소개한 바 있는 치료 전과 후의 뇌 스캔 이미지도 인터뷰한 사람의 등급에 맞는 것을 찾아냈다. 그러나 이들 객관적인 측정방법이 인터뷰하는 사람의 등급을 확인하는데 계속해서 적용되고 추적된 것은 아니다.

다른 후속연구에서 에너지요법으로 한 경우 인지행동치료와 약으로 한 경우보다 치료기간이 극적으로 짧았다(표2 참조).

[표2] 치료기간 - 샘플링한 190명의 불안증 환자 내에서의 비교

	인지행동치료/약물치료	에너지요법만 했을 경우
세션 횟수	9-20	1-7
평균 세션 횟수	15	3

(자료 : www.emofree.com)

혈자리를 두드리는 것이 침을 놓는 것만큼 효과가 있는가에 대해서 안드라데 박사는 침술사로서 매우 관심이 있었다. 세 번째 후속연구는 규모가 작았지만 매우 놀랄 만한 결과를 얻었는데 불안장애를 치료함에 있어 두드리는 것이 침을 놓는 것보다 훨씬 더 효과적이라는 것이었다(표3 참조).

[표3] 두드리기 VS 침 - 78명의 불안증 환자 치료결과 비교

	침	두드리기
호전반응	38명	40명
결 과	50%	77.5%

(자료 : www.emofree.com)

이와 같은 에너지 심리학 접근법에 대한 일반적 연구 및 여러 후속연구 결과가 많은 지원을 받은 것처럼 보이지만 과학적으로 에너지 심리학의 방법을 확립시키는

관점에서 이들 발견은 최초라고 할 수 있다. 이 연구는 처음에 새 방법에 대한 탐험적 내부의 평가용으로 계획되었지 출판을 마음에 두고 계획된 것은 아니었다.

다시 말해서 확고한 연구에서 조절될 필요가 있는 모든 변수가 추적되지 않았고 모든 카테고리가 정밀하게 정의되지 않았다. 게다가 기록보관은 다소 약식이었으며 원천 데이터가 항상 보관된 것은 아니고 유효한 결론이 다른 세팅과 일반화된 정도는 알려지지 않았다. 이런 속성의 임상 시도는 학습을 돕는 것이나 시사하는 것으로 간주되며 임상 실험이 어떤 사실을 증명하지는 않는다.

그럼에도 불구하고 후속연구는 무작위 샘플, 대조군, 맹검법을 사용했으며 임상결과는 인상적이었다. 만약 후속연구가 이들 초기 발견을 확실히 하면 에너지 심리학은 귀에 익은 단어가 될 것이다.

감정이 혈액에 미치는 영향에 대한 연구보고

다음은 레베카 마리나(Rebecca Marina, EFT-CC)가 감정이 혈액에 미치는 영향에 대한 놀라운 연구결과에 대해서 게리 크레이그에게 보낸 편지이다. 여기에 소개하는 두 편의 편지를 통해서 우리의 감정에 따라 혈액이 어떤 반응을 보이는지 잘 알게 될 것이다.

게리 크레이그 선생님께
살아있는 혈액세포와 감정풀이요법을 가지고 한 최근의 연구결과를 얻었습니다.

일본의 파동연구가인 에모토 마사루의 여러 감정이 스며들은 물의 결빙(結氷) 결정(結晶) 사진에 감명을 받았습니다. 에모토 마사루의 작업은 매우 놀랍고 멋진 것으로 그의 책 《물은 답을 알고 있다》의 일독을 권합니다.

어찌되었든 에모토 마사루의 실험과 똑같이 해보려고 시도하였으나 물의 결정은 파트리샤 펠리치(Patricia Felici) 박사와 내가 관찰하기 전에 암시야 현미경(dark-field microscopy)의 강한 빛에서 녹아버린다는 것을 알게 되었습니다.

나는 과학자가 아니라는 것을 먼저 말하고자 합니다. 그러나 개척자로 모든 것에 새로운 시험을 해보는 것을 좋아합니다. 실패의 두려움 때문에 어떤 것도 시도하지 않는다면 아무것도 얻지 못할 것입니다.

그래서 나는 대안이 되는 계획을 세웠습니다. 물의 결정 실험은 불가했으나 펠리치 박사와 나는 생혈과 감정풀이요법으로 몇 가지 실험을 했습니다. 우리는 내 혈액의 좋은 사진을 얻을 수 있다는 것을 확신했습니다.

감정풀이요법을 사용하여 어떤 감정을 내 에너지장에, 그리고 내 몸에, 그리고 내 혈액 속으로 끌었습니다. 펠리치 박사는 각각의 감정 뒤에 혈액샘플을 얻어 암시야 현미경으로 관찰했습니다.

이전에는 목적을 가지고 부정적인 감정을 내 안으로 끌어들인 적이 없었습니다만 그 감정이 내 안에서 강해지도록 하였습니다. 나는 감정풀이요법과 의도를 사용하였으며 끌어들인 감정은 매우 강력했습니다.

감정을 끌어들이기 전 펠리치 박사에게 내 혈액을 채취해 정상인지 보라고 했습니다. 점심에 두 가지를 먹었는데 그것이 내 혈액 내에서 렉틴이 형성되도록 만들었고 적혈구 세포가 서로 응집되도록 하였습니다. 나는 B 플러스 혈액형으로 닭고기나 아보카도를 먹지 말아야 합니다(이들 알레르겐을 미리 감정풀이요법으로 깨끗이 해야 했습니다).

어쨌든 혈액을 바로잡기 위해 감정풀이요법을 사용해서 감정에 대한 좋은 결과를 얻어야 했습니다. 전에 이것을 두 번 해본 적이 있어 매우 쉬웠습니다.

다음의 사진은 감정풀이요법을 하기 전과 한 후의 암시야 현미경 사진입니

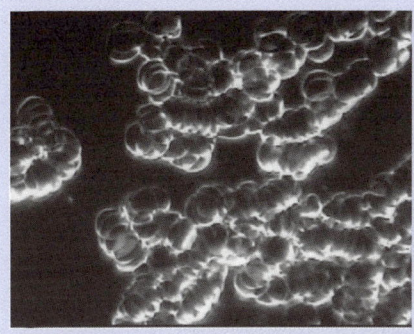 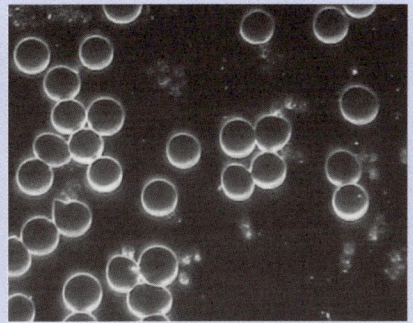

응집되어있는 혈액 사진(좌)과 정상상태의 혈액 사진(우)

다. 응집되었다가 자유스럽게 움직이는 놀라운 결과를 보기 바랍니다.

혈액을 정화한 뒤 시작할 준비가 되었습니다. 처음 끌어들인 감정은 슬픔의 에너지였습니다. 감정풀이요법을 했고 슬픈 일을 생각했습니다. 너무 감정에 몰입하여 울기까지 하였습니다. 그 순간 펠리치 박사에게 혈액샘플을 채취하라고 했습니다. 아시다시피 감정풀이요법의 효과는 진짜 신속했습니다.

다음은 슬플 때의 혈액 사진입니다. 암시야 현미경으로 혈액을 보면 혈액샘플은 살아있고 움직임이 있습니다. 펠리치 박사는 이러한 움직임을 매우 많이 보아왔습니다. 그러나 펠리치 박사는 슬픔의 에너지가 주입된 샘플 같은 움직임을 본 적이 없었습니다.

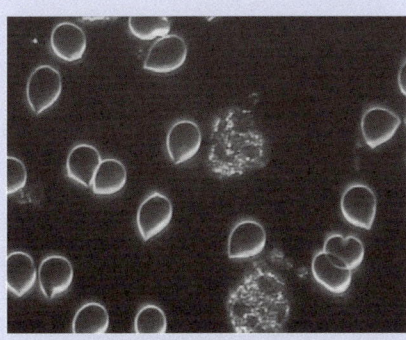

슬플 때의 혈액 사진

아마도 혈액의 움직임이 매우 느리고 단조로울 것이라고 생각할 수 있는데 절대 아니었습니다. 세포의 움직임은 매우 빨랐고(멀리 떨어져 보이는 이유) 보통 혈액을 채취할 때보다 백혈구 세포가 현저히 많았습니다. 많은 적혈구가 눈물모양의 구조를 띄고 있는 것이 매우 이상한 점이였습니다. 아마도 그것은 내가 모르는 과학적 이유 때문에 일어났을 것입니다. 내가 아는 것은 현미경에 부착된 컴퓨터 스크린을 통해 본 것입니다.

다음에 감정풀이요법을 사용하여 사랑의 에너지를 몸으로, 혈액으로 끌어들였습니다. 그 샘플을 현미경 아래 놓았을 때 세포는 평온히 아름답게 움직이고 있었습니다. 세포의 모양은 보통이였으나 혈액에 약간의 빛나는 물질이 있는 것을 볼 수 있었습니다.

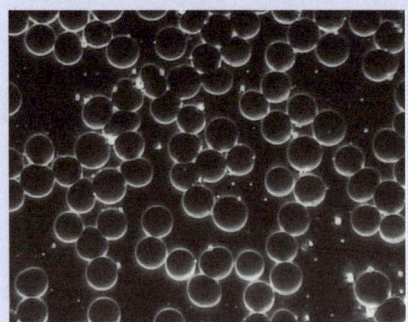

사랑의 에너지가 주입된 혈액 사진

흥미롭게도 감정풀이요법으로 사랑을 이끌어올 때 슬픈 에너지가 주입된 샘플을 스크린에 놓아두었는데 그 샘플 또한 변화하기 시작했습니다. 혈액은 몸 밖으로 나가도 여전히 연결되어 있었습니다.

그 다음 두려움의 에너지를 혈액 속으로 이끌었습니다. 감정풀이요법 사용하여 내가 매우 두려움에 떨었던 때를 기억하고 감정상태로 들어갔습니다. 사랑의 사진과 두려움의 사진을 가까이 두고 보면 사랑의 에너지가 주입된 샘플이 바싹 달라붙어있고 두려움의 에너지가 주입된 샘플이 흩어지는 것을 볼 수 있습니다.

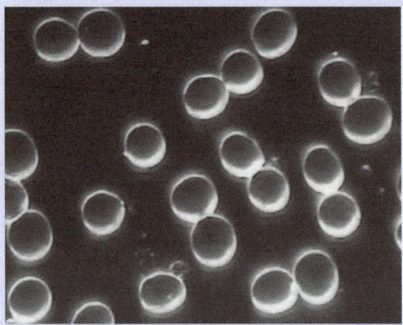

두려움의 에너지가 주입된 혈액 사진

이 모든 감정을 느끼게 한 것은 나의 의지입니다. 두려움의 에너지를 현미경 아래 두었을 때 세포는 미쳐 날뛰었습니다. 슬픔의 에너지보다 훨씬 더 빨리 움직였습니다. 그리고 다른 어느 샘플보다 백혈구가 많았습니다.

나는 몸이 위협을 느낄 때 병사를 내보내 감지된 위험과 싸우게 한다는 것을 의미하는 것으로 이해했습니다. 흥미롭게도 세포는 발광했지만 매우 빠르게 멈추게 되었습니다. 아마도 그것은 아드레날린 반응으로 기름이 빨리 떨어진 것입니다.

다음 내용을 읽기 전에 나는 어떤 종교에 속하지도 않으며 어떤 종교도 신봉하지 않는다는 것을 알아주기 바랍니다. 단지 개인적 경험일 뿐입니다.

나는 불쌍한 혈액세포를 차분하게 만들 막중한 의무가 있다고 느껴서 내 믿음 체계의 비상수단을 꺼내들었습니다. 신성의 어머니 에너지! 신성의 어머니를 말할 때는 신의 일부로서 어머니적이고 양육하는 신성의 여성성의 에너지가 있다는 개인적 믿음에 따라 말하는 것입니다. 그녀의 에너지는 여러 종교에서 신성과 우리 모두를 양육하는 부분에서 온다고 믿습니다.

나처럼 믿으라고 누구한테도 요구하지 않습니다. 단지 실험에 대한 명확성을 위해 나의 견해를 밝히는 것일 뿐입니다. 나는 Jesus, Holy Spirit, Buddha에게 도움을 요청합니다. 요점은 신성의 에너지로 인지한 에너지를 내 몸과 혈액으로 불러온다는 것입니다.

나는 신성의 어머니 에너지를 내 안으로 끌어들였을 때 엄청난 에너지 물결이 내 몸을 감싼다는 것을 함께하고자 합니다. 그것은 너무 부드럽고 사랑스러운 느낌이어서 순수한 기쁨으로 눈물을 흘리게 됩니다.

이 샘플을 현미경에 놓은 뒤 이미지가 스크린에 나타났는데 실험실에 죽은 듯한 고요가 흘렀습니다. 바늘 떨어지는 소리도 들릴 정도였습니다.

이 샘플은 다른 것과 많이 차이가 났습니다. 혈액의 액체부분은 매우 명확했고 세포의 움직임은 평온했고 세포는 평화롭게 미끄러져 다녔습니다. 흰빛을 넘어서는 빛나는 물질이 세포와 함께 퍼져 있었습니다. 백혈구 세포는 흰빛이 나는 센터가 있었고 심장박동과 같은 박동이 그 센터에 있었습니다. 그것은 마치 우주를 보고 있는 것 같았습니다.

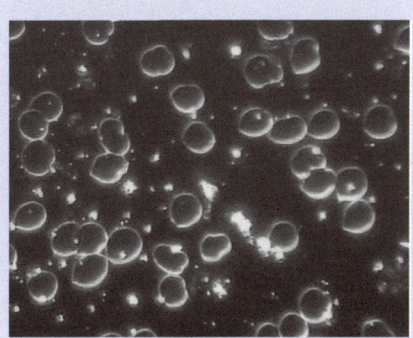
신성의 어머니 에너지를 끌어들인 혈액 사진

나와 펠리치 박사와 테크니션과

사진을 찍고 있던 내 딸은 그 샘플에서 눈이 떨어지지 않았습니다. 움직이는 동안 그 샘플을 놓아두었습니다. 어느 정도 짧은 시간이 지나자 모든 다른 샘플들은 느려지기 시작했으나 신성의 어머니 에너지가 주입된 샘플은 그렇지 않았습니다. 다른 흥미로운 점은 백혈구 세포가 하트 모양을 띄기 시작했다는 것입니다. 이것에 대한 두 장의 사진을 다른 각도에서 찍었습니다.

이 실험으로 밝혀진 것은 무엇일까요? 다음과 같이 정리할 수 있습니다.

첫째, 감정풀이요법은 어떤 감정도 향상시킬 수 있고 육체적 효과도 또한 일어나게 합니다.

둘째, 부정적인 감정을 향상시키시 위해 의지와 감정풀이요법을 사용할 수 있습니다.

셋째, 여러 감정은 심오하게 혈액에 영향을 미칩니다.

넷째, 의지와 감정풀이요법을 가지고 많은 감정을 조정할 수 있습니다.

이 실험이 증명한 가장 놀라운 것은 신성이 혈액에 들어갈 수 있고 어떤 것에도 사용할 수 있다는 것입니다. 아마도 이런 방식으로 감정풀이요법을 사용하는 것은 이미 우리 안에 내재되 있는 신성을 단지 자극하는 것이라는 것입니다.

나는 많은 질문에 대한 대답을 모릅니다. 앞으로도 우리 모두를 돕고 영감을 주고자 하는 희망을 가지고 실험을 계속해 나갈 것입니다.

사랑하는 마음으로
Rebecca Marina, EFT-CC

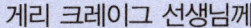 게리 크레이그 선생님께

나는 치유를 할 때 감정풀이요법을 사용하는 것을 사랑하고 근래에 감정풀이요법이 효과가 있다는 것을 증명하는 법을 발견했습니다.

내 친구인 페트리샤 펠리치 박사는 자연요법 전문가이기도 하며 혈액형에 따른 영양상담을 하고 있습니다. 피터 J. 디아다모(Peter J. D'Adamo) 박사의 'Eat Right for Your Blood Type'을 아마도 들어보았을 것입니다. 펠리치 박사는 디아다모 박사의 교육과정을 배웠고 또한 암시야 현미경 훈련도 받았습니다.

펠리치 박사는 매우 특별한 고가의 현미경을 사용하여 혈액이 살아서 움직일 때 관찰을 했습니다. 이 현미경은 특별한 컴퓨터 스크린과 연결되어 자신의 혈액을 생생한 컬러로 볼 수 있습니다.

혈액을 살아있는 상태에서 보므로 펠리치 박사는 어떤 영양분이 부족한지와 검사 대상이 가지고 있는 문제를 조언합니다. 모든 것은 혈액에 나타납니다. 어찌되었든 우리의 혈액은 우리 몸의 모든 부분에 생명을 줍니다.

펠리치 박사가 나의 혈액을 보았을 때 적혈구가 들러붙어있는 것을 보았습니다. 나의 혈액형이 B형 플러스이므로 지방에 민감하다고 했습니다. 펠리치 박사는 미네랄을 증가시키고 지방의 소화를 돕기 위해 소화효소를 식사할 때마다 먹으라고 조언했습니다.

영양상담을 받으며 감정풀이요법을 사용하리라고는 전혀 생각하지 못했지만 펠리치 박사에게 내 혈액을 가지고 실험을 할 수 있는지를 물어보았습니다. 그녀는 내가 무엇을 할지 전혀 몰랐지만 동의를 했습니다. 그녀에게 들러붙어 있는 내 혈액에 감정풀이요법을 하기를 원한다고 이야기했습니다.

먼저 "비록 내 혈액이 서로 달라붙어 있지만 내 자신을 깊이깊이 온전히 사랑한다"를 말하며 두드리기를 했습니다. 그 다음 "비록 내 혈액이 서로 달라붙어 있지만 그들이 행복하고 자유스럽고 산소로 가득차 있기를 허용한다"고 캐링턴 박사의 긍정적 결심문을 하면서 두드리기를 했습니다. 갑자기 온몸이 얼얼하기 시작했습니다.

펠리치 박사에게 현미경으로 혈액을 관찰하도록 했습니다. 그러자 그녀의 입이 떡 벌어졌습니다. 그녀는 자신의 눈으로 직접 보지 않았다면 믿을 수 없었을 거라고 말했습니다.

생생한 컬러 컴퓨터 스크린에는 그녀가 지금껏 보았던 것 중 가장 아름다운 건강한 혈액세포 사진이 있었습니다. 아마 사전에서 완전한 혈액세포를 보았다면 이 사진이었을 것입니다.

아쉽게도 그녀의 컴퓨터가 혈액사진을 찍도록 조정이 되어있지 않았습니다. 나는 그녀에게 기술자를 불러 사진을 찍을 수 있도록 준비를 해놓으라고 부탁했습니다. 한달 정도 걸려 준비가 되어 나를 다시 불렀습니다.

나는 흥분된 마음으로 가서 다시 감정풀이요법으로 실험을 했습니다. 나의 혈액을 현미경으로 보았을 때 여전히 완전한 모습의 사진이었습니다. 나는 많은 혈액이 달라붙으라는 마음을 가지고 아침에 많은 지방을 섭취했습니다.

감정풀이요법을 사용하여 혈액이 다시 달라붙으라고 요구했습니다. 사실 어느 정도는 남부 지방 사람이었기 때문에 적혈구 세포에 서로 사랑하라고 요청했습니다.

이것을 할 때 나의 에너지가 약간 부진해지는 것을 느꼈습니다. 적혈구 세포가 서로 붙어있으면 몸이 산소를 잘 흡수할 수 없습니다. 펠리치 박사는 지난번과 같은 부위를 찔러 샘플을 채취해 현미경 아래 놓았습니다.

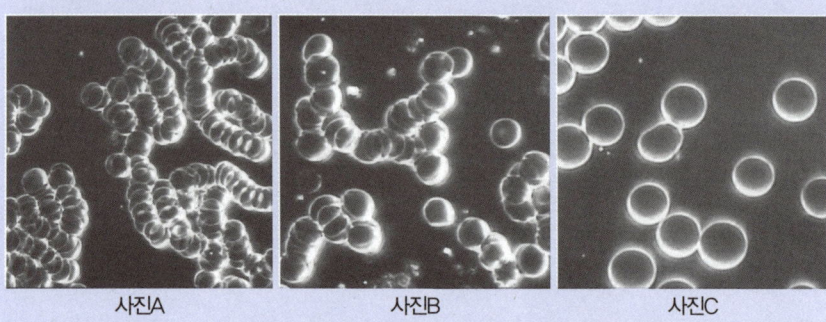

사진A   사진B   사진C

위의 사진A는 이제까지 본 것 중 어느 것보다 매우 달라붙어 있으며 처음 왔을 때보다 훨씬 더 나쁩니다. 나는 약간 걱정이 되기 시작했습니다. 그래서 이 혼란을 바로잡기 위해 감정풀이요법을 하기 시작했습니다.

"비록 다시 달라붙으라고 요청했지만 나는 감사드리고 행복하고 자유스러워지고 산소로 가득 채워지라고 요구한다"라고 말하며 두드리기를 했습니다. 펠리치 박사는 다시 혈액을 채취했지만 별로 향상되지 않았습니다(사진B 참조).

펠리치 박사에게 혈액이 다시 좋아지려면 특별히 뭐가 필요한지 물었습니다. 그녀는 적혈구 세포는 더 많은 미네랄을 흡수해야 하고 서로 떨어지기 위해서는 정전기적으로 충전되어야 한다고 했습니다. 또한 세포가 지니고 있는 모든 렉틴을 방출해야 할 필요가 있다고 했습니다.

그녀의 조언을 받아들인 다음 모든 상황을 위해 감정풀이요법을 하고 온몸의 도움을 요청했습니다. 나는 다시 얼얼함을 느꼈고 효과가 있다는 것을 알았습니다.

펠리치 박사는 다시 혈액을 채취했고 현미경 밑에 놓았습니다. 거기에는 가장 완전한 혈액 견본이 있었습니다. 매우 건강한 백혈구가 도움을 주고 있었습니다(사진C 참조).

이것은 과학계에 대해 증거 자료가 되지는 않을 것이나, 나와 내 친구 펠리치 박사에게는 증거 자료가 확실히 됩니다. 그녀는 연구목적을 위해 암시야 현미경으로 작업을 했고 나와 더 실험해보자는 열망을 가지고 있습니다.

나의 경험한 내용과 사진이 감정풀이요법 프랙티셔너들에게 도움이 되기를 바랍니다.

사랑과 축복이
Rebecca Marina, EFT-CC

감정풀이요법 워크숍 안내

현재 감정풀이요법은 다양한 영역에서 사용되고 있습니다. 그 사용방법을 알리고자 워크숍을 진행하고 있습니다.

♣ 감정풀이요법 살빼기 워크숍

대상
감정풀이요법으로 살을 빼고자 하는 사람

내용
① 감정풀이요법 기본 사용법
② 감정과 이상 식욕과의 관계
③ 음식에 대한 갈망 조절하기
④ 자신에 대한 잘못된 믿음 없애어 과식 멈추기
⑤ 음식을 먹게 되는 여러 상황에서 차분해지기
⑥ 과식으로 이르게 하는 불안, 근심 없애기
⑦ 살빼기를 막는 심리적 역전 해결하고 동기 부여하기
⑧ 살빼기를 하며 생기는 좌절감을 없애고 인내심 강화시키기
⑨ 그 외 부정적인 감정 처리하기

♣ 감정풀이요법 살빼기 고급과정

대상
감정풀이요법 고급 테크닉을 배우고 자신뿐만 아니라 타인에게 적용하고자 하는 사람

내용
① 감정풀이요법 고급 기법
  - 핵심문제 찾기
  - 고통 없이 문제 해결하는 기법(Movie Technique, Tearless Trauma Technique 등)
  - 대리 두드리기 기법
  - 결과 점검 기법

- 전화 상담 기법
② 살빼기 시각화 기법
③ 세션 진행 계획 짜기
④ 그 외 고급 기법들

♣ 감정풀이요법으로 학교생활 쉽게 하기 과정

대상
감정풀이요법을 이용하여 아이의 학교생활을 재미있게 만들고자 하는 부모님, 선생님, 일반인, 학생

내용
감정풀이요법을 적용하여 아이의 여러 가지 면이 좋아지게 합니다.
- 이해력 향상
- 시험성적 향상
- 읽기 능력 향상
- 건강해지기
- 자존감 향상
- 숙제에 대한 걱정 제거
- 혼란한 행동 줄이기
- 왕따 행동 없애기
- 짜증, 좌절감, 참을성 부족 줄임
- 학습 스트레스 제거
- 운동 능력 향상
- 그 외 아이의 행동을 발전시키는 사항

※ 이 과정은 Paul Widdershoven의 'School made much easier' 과정을 토대로 합니다.

♣ 스트레스 해소 과정

내용
감정풀이요법을 사용하여 여러 가지 스트레스를 해소하게 합니다.
  - 행복한 상태 되기
  - 자기 조절 상태 유지하기
  - 어려운 상황, 고통스러운 기억, 어려운 사람으로부터 자유로워지기
  - 그 외 스트레스에서 벗어나기 위한 기법

♣ 골퍼를 위한 감정풀이요법 과정
내용
감정풀이요법으로 골프를 잘 칠 수 있게 합니다.
- 긴장 이완시키기
- 시합하기 전과 시합하는 도중에 생기는 걱정 조절하기
- 샷에 집중 유지하기
- 잘못된 샷에 대한 부정적인 감정 제거하기
- 의심이 들 때 항상 긍정적인 생각 유지하기
- 퍼팅 쉽게 하기
- 그 외 긍정적 정신적, 감정적 상태 유지하기 위한 방법

♣ 풍요 만들기 과정
내용
감정풀이요법으로 풍요를 끌어당기는 상태 만들기
- 돈에 대한 걱정으로 인한 에너지를 고갈을 막기
- 과소비 막기
- 자기스스로를 방해 하는 믿음, 감정 조절하기
- 제한을 주는 잘못된 믿음을 긍정적인 믿음으로 바꾸기
- 돈에 대한 강박적인 걱정 없애기
- 영수증 지불을 재미있게 만들기
- 풍요의 사고방식 증폭시키기
- 그 외 풍요로운 상태가 되게 하는 기법들

♣ 선택기법(Choice Statement) 심화 과정
내용
Patricia Carrington 박사가 만든 긍정의 상태를 삽입하는 기법 활용하기
- 선택기법의 유래
- 선택기법 사용 이유
- 선택확언 표기법
- 선택확언 작성법
- 선택확언으로 꼬리말(Tail Ender) 다루기
- 육체 문제에 선택확언 적용하기

- 그 외 여러 가지 상황에 선택확언 적용하는 법

♣ 시력 향상 프로그램
내용
감정풀이요법으로 부정적 감정을 없애 시력 향상시키기
- 8주에 걸쳐 부정적 감정을 없애고 시력을 좋아지게 합니다.

※ 이 과정은 EFT 마스터인 Carl Look 박사의 'Improve your sight with EFT'를 토대로 진행됩니다.

♣ 직장 내 스트레스 해소 과정
내용
회사에서 일하면서 생기는 스트레스와 제반 문제 해결하기
- 매일 일에서 생기는 스트레스
- 근심, 걱정, 두려움
- 사기 저하
- 변화에 대한 저항
- 부족한 동기 부여
- 상사와의 문제
- 실직에 대한 두려움
- 프로젝트 회피하기
- 새로운 업무 배우는 속도
- 두통 등 육체적 통증
- 일에서 생기는 부정적인 심리적, 감정적, 육체적 증상 해결하기

※ 이 과정은 감정풀이요법을 통해 생산성 향상, 근로의욕 향상, 성공에 대한 부정적 감정 극복, 더 나은 스트레스 관리를 통해 직장 내 갈등 해소의 효과를 얻게 됩니다.

♣ EFT Coach 과정
내용
코칭을 감정풀이요법과 결합하는 법을 배웁니다.
- 감정풀이요법으로 기존의 코칭 테크닉 향상시키기
- 비즈니스, 데이트 코칭 등 각종 코칭에 EFT 적용하기

※ 이 과정은 Mary L. R. Jones의 'The EFT Coach'를 토대로 진행됩니다.

♣ EFT 본부의 가이드라인에 따라 진행되는 워크숍

1. Level 1 워크숍
내용
- 기본과정, 단축과정
- 심리적 역전,
- 양상과 핵심 문제 찾기
- 양상의 이동
- 지속함의 중요성
- 일반화 효과
- 결과 점검하기
- 영화 테크닉
- 개인의 평화를 위한 과정
- 에너지 독소

2. Level 2 워크숍
내용
- Gary Craig 선생의 가능성에 대한 관점
- 전화로 작업하기
- TTT(Tearless Trauma Technique), 통증 아가기, 문제 하나씩 해결하기 기법
- 추가 되는 타점
- 핵심 문제 찾고 다루기
- 이익 함께하기(Borrowing Benefits)
- 저항 극복하기
- 아이에게 EFT 사용하기
- 육체적 문제 다루기
- 성과를 올리기 위해 EFT 사용하기

3. Level 3 워크숍
내용
상급 프랙티셔너가 되기 위한 문제 찾기, 해결법
- 두드리기 효과가 없는 이유 찾기

- 대리 두드리기 기법
- Steps Toward Becoming The Ultimate Therapist 과정에 나오는 이미지로 심리전 역전과 타점 찾는 법
- 운동역학을 이용하여 작업이 필요한 타점 찾기
- 더 정교히 감정과 생각을 넣고 빼는 법
- 에너지요법과 함께 사용하기(오라, 차크라, 경락 등)
- 그 외 고급 기법들

♣ 중한 질환을 위한 감정풀이요법 과정

내용
감정풀이요법은 모든 것을 위한 요법으로 암 통증, 루게릭질환, 만성피로증후군, 류머티즘성 관절염, 다발성 경화증, 강직성 척추염, 파킨슨질환, 낭포성 섬유증, 유방암, 울혈, 호흡기질환, 전쟁 트라우마 등을 다루는 법을 설명합니다.

♣ EFT 인증과정

대상
감정풀이요법 인증시험(EFT-CC, EFT-ADV)을 보고자 하는 사람

내용
EFT-CC, EFT-ADV 인증시험 문제 설명

※ 이 과정은 영어 때문에 시험 보기가 어려운 사람들을 위한 과정입니다.

연락처 019-275-8257
이메일 phealingkr@yahoo.co.kr
카 페 http://cafe.naver.com/eftslim.cafe

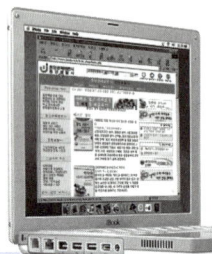

중앙생활사 중앙경제평론사
Joongang Life Publishing Co./Joongang Economy Publishing Co.

중앙생활사는 건강한 생활, 행복한 삶을 일군다는 신념 아래 설립된 건강·실용서 전문 출판사로서 치열한 생존경쟁에 심신이 지친 현대인에게 건강과 생활의 지혜를 주는 책을 발간하고 있습니다.

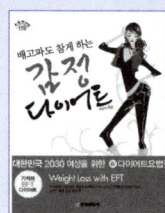

배고파도 참게 하는 감정 다이어트

초판 1쇄 발행 | 2008년 5월 27일
초판 2쇄 발행 | 2009년 8월 13일

지은이 | 서강익(Kangik Seo)
펴낸이 | 최점옥(Jeomog Choi)
펴낸곳 | 중앙생활사(Joongang Life Publishing Co.)

대   표 | 김용주
편   집 | 한옥수·최진호
디자인 | 신경선·김선영
마케팅 | 김치성
관   리 | 이세희
인터넷 | 김회승

출력 | 국제피알   종이 | 서울지류유통   인쇄·제본 | 삼덕정판사

잘못된 책은 바꾸어 드립니다.
가격은 표지 뒷면에 있습니다.

ISBN 978-89-6141-024-3(04510)
ISBN 978-89-89634-04-1(세트)

등록 | 1999년 1월 16일 제2-2730호
주소 | ⓤ100-789 서울시 중구 왕십리길 160(신당5동 171) 도로교통공단 신관 4층
전화 | (02)2253-4463(代)   팩스 | (02)2253-7988
홈페이지 | www.japub.co.kr   이메일 | japub@naver.com | japub21@empal.com
♣ 중앙생활사는 중앙경제평론사·중앙에듀북스와 자매회사입니다.

Copyright ⓒ 2008 by 서강익

이 책은 중앙생활사가 저작권자와의 계약에 따라 발행한 것이므로 본사의 서면 허락 없이는 어떠한 형태나 수단으로도 이 책의 내용을 이용하지 못합니다.

▶ 홈페이지에서 구입하시면 많은 혜택이 있습니다.

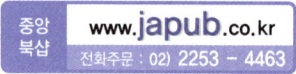

※ 이 도서의 국립중앙도서관 출판시도서목록(CIP)은 e-CIP 홈페이지(www.nl.go.kr/cip.php)에서 이용하실 수 있습니다.(CIP제어번호: CIP2008001366)